ETUDE

SUR LA

CURE RADICALE DES HERNIES

PAR

Léon JAGOT,

Docteur en médecine de la Faculté de Paris,
Ancien externe des hôpitaux de Paris,
Médaille de bronze de l'Assistance publique,
Ex-interne et lauréat de l'École de Médecine et des hôpitaux d'Angers,
Ancien aide prosecteur de l'Ecole de Médecine d'Angers,
Membre correspondant de la Société de médecine d'Angers.

PARIS

ADRIEN DELAHAYE et E. LECROSNIER, ÉDITEURS

Place de l'École-de-Médecine

1881

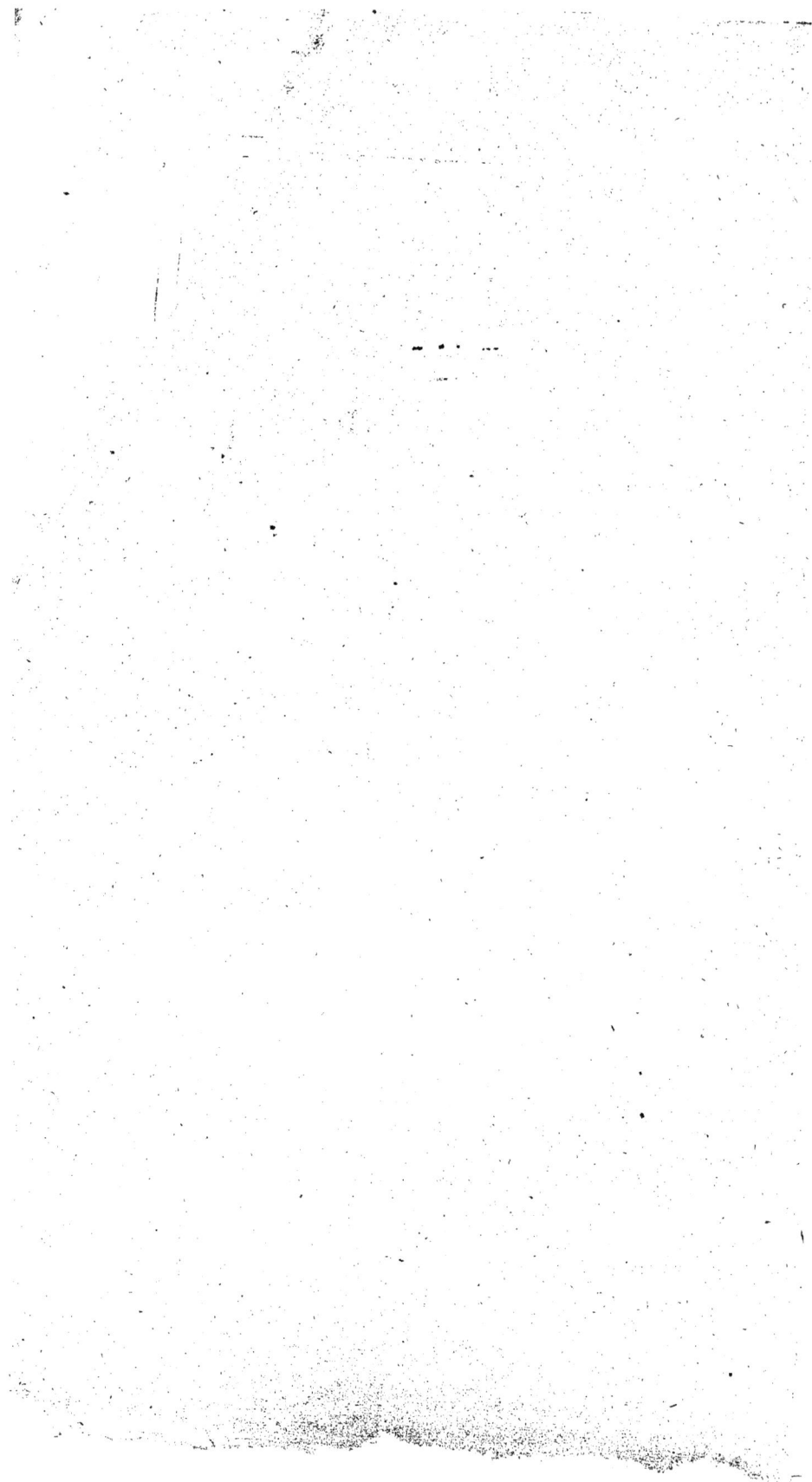

ETUDE

SUR LA

CURE RADICALE DES HERNIES

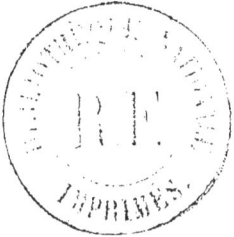

PAR

Léon JAGOT,

Docteur en médecine de la Faculté de Paris,
Ancien externe des hôpitaux de Paris,
Médaille de bronze de l'Assistance publique,
Ex-interne et lauréat de l'École de Médecine et des hôpitaux d'Angers,
Ancien aide prosecteur de l'Ecole de Médecine d'Angers,
Membre correspondant de la Société de médecine d'Angers.

PARIS
ADRIEN DELAHAYE et E. LECROSNIER, ÉDITEURS
Place de l'École-de-Médecine

—

1881

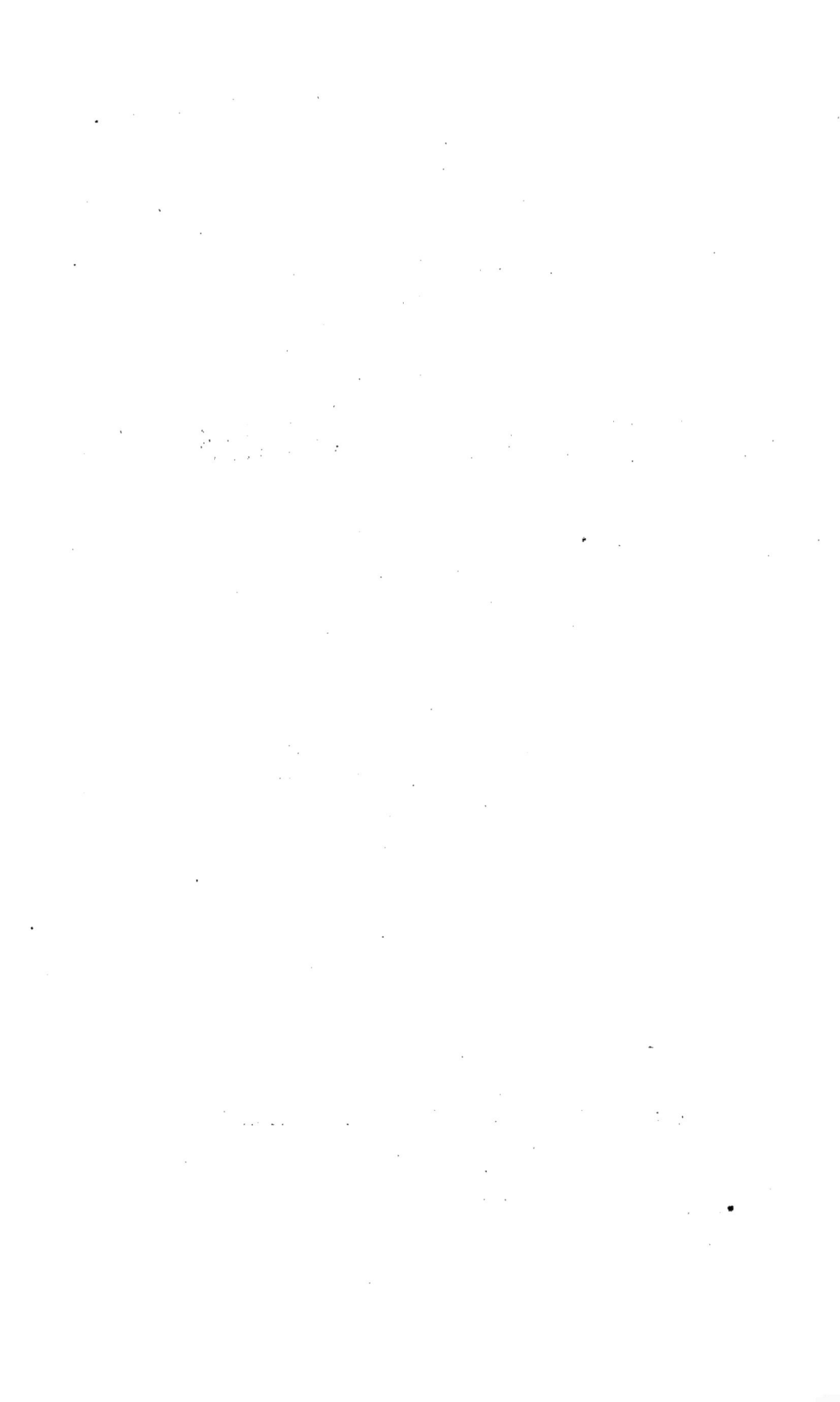

A MES PARENTS

A MON FRERE

A MES AMIS

Jagot

A MES MAITRES

DE L'ECOLE DE MÉDECINE D'ANGERS

A MES MAITRES

DANS LES HOPITAUX DE PARIS

A M. LE PROFESSEUR PARROT

Médecin de l'hospices des Enfants-Malades.

A M. LE DOCTEUR BLACHEZ

Professeur agrégé de la Faculté de médecine de Paris,
Médecin de l'hôpital Necker.

A LA MÉMOIRE DE MON MAITRE

M. LE PROFESSEUR BROCA

A MON PRÉSIDENT DE THÈSE

M. LE PROFESSEUR GUYON

Chirurgien de l'hôpital Necker.

ETUDE

SUR LA

CURE RADICALE

DES HERNIES

———◦❦◦———

INTRODUCTION

Le pansement antiseptique, en permettant d'accomplir presque sans danger des opérations auxquelles on n'eût pas osé penser sans lui, a conduit les chirurgiens modernes à être plus audacieux, sans s'écarter des règles de la prudence. C'est ainsi que l'ovariotomie, la laparotomie sont pratiquées avec succès en Europe et en Amérique. Il était donc tout naturel de penser qu'un our ou l'autre on appliquerait cette méthode à une opération qui, de tout temps, a préoccupé les chirurgiens, à savoir la cure radicale des hernies. Aussi, tandis que cette opération était absolument abandonnée en France depuis les travaux de Gerdy, qui a été en somme le promoteur de toutes les méthodes qui ont pour principe l'invagination, elle était communément pratiquée à l'étranger et particulièrement en Angleterre, en Amérique et en Allemagne.

La dernière thèse soutenue sur ce sujet en France, l'a été en 1866. Elle est de M. le Dr Brillaud (1). Nous pourrions cependant citer une thèse de Galland, 1878, qui a pour titre : « De l'occlusion du péritoine par la ligature élastique après la kélotomie » ; cette opération ayant en somme une grande analogie avec la méthode qui consiste à lier le sac et à le réséquer.

Nous avons donc pensé qu'il serait intéressant de faire connaître les résultats obtenus à l'étranger, et pour cela nous avons dû rechercher les faits éparpillés dans les publications périodiques étrangères. Un excellent ami a bien voulu faire pour nous ces recherches dans la littérature allemande. C'est dans ces travaux préparatoires que nous avons senti toute la difficulté de la tâche. Les procédés employés et décrits comme nouveaux ne sont souvent que des méthodes anciennes, depuis longtemps délaissées. La moindre modification apportée à l'opération suffit à son auteur pour en faire un procédé.

Les observations sont loin d'être toutes publiées ; celles qui le sont, sont souvent incomplètes, et le sont presque toujours au point de vue du résultat définitif.

Quoi qu'il en soit, nous avons cherché à classer les procédés dans un certain nombre de méthodes. Puis à l'aide des observations dues à chaque méthode, nous avons essayé d'en déterminer la valeur.

---

(1) Brillaud, de la cure radicale des hernies ing., 1866.

Nous avons tâché de ne comparer que des faits sem-
blables, et c'est pour cela que nous avons toujours mis
à part les opérations de cure radicale faites à l'occasion d'un étranglement. Cette division a été adoptée
déjà par M. le professeur Tilanus (d'Amsterdam), en
1879, dans un rapport au congrès international des
sciences médicales.

Nous avons dû faire précéder notre travail d'un historique aussi bref que possible. Car toutes les époques
se sont préoccupées de guérir une infirmité aussi gê-
nante, et les essais infructueux des chirurgiens ne
décourageaient pas leurs successeurs. Chaque siècle
apportait son contingent de méthodes et de procédés.
Comme l'a dit Velpeau (1) : « La cure radicale des hernies serait une conquête trop importante de la chirurgie, une ressource qui intéresse à trop haut point l'hu-
manité, pour qu'il ne soit plus permis d'en perfection-
ner, d'en modifier les méthodes, pour qu'il n'y ait pas
lieu de se livrer à de nouveaux essais dans le but de
l'obtenir. »

Quant à nous, notre principal mérite sera d'avoir fait
connaître un grand nombre de cas, et nous saurons
nous en contenter, nous rappelant que Malgaigne disait
dans ses leçons sur les hernies (Consid. prél., p. 6) :
« Sachez-le bien, il est impossible de recueillir et de
comparer plusieurs centaines d'observations sur une
seule classe d'affections, sans qu'il en sorte d'importants
corollaires. »

(1) Dict. en 30, 1837.

HISTORIQUE.

Aetius (1) s'exprimait ainsi sur les hernies : « Hernia intestinorum est intestini aliquando ad inguem, aliquando ad scrotum delapsus, qui multarum molestiarum author est. Nam et deformitate et miseram vitam et mortis periculum inducit, quando intestina duris recrementis distenta ad scrotum dilata condensantur, inde tormina valvulosa et sæpe inflammationes succedunt et quibus pernicies consequitur. »

Ce que pensait Aétius, d'autres l'avaient pensé et dit avant lui ; aussi, depuis que l'on connaît les hernies a-t-on cherché à les guérir ; mais avant de soumettre un malade à une opération, ne faut-il pas se demander si elle remplit les conditions que Gerdy (2) lui-même a, justement à ce propos, si bien indiquées : « On peut recourir à une opération chirurgicale pourvu qu'elle soit plus sûre, plus efficace que tout autre remède et qu'elle ne soit pas la source de plus de souffrances et de plus de dangers que la maladie à laquelle on l'oppose. »

On peut diviser l'histoire de la cure radicale des hernies en quatre périodes :

La première commence à Celse qui donne les idées de l'école d'Alexandrie et les plus anciens procédés pour la cure radicale. Mais cette opération doit être plus ancienne encore ; ainsi on trouve dans les fragments des

(1) Aetius. (Tetr. 4, serm. 2, ch. 23.) Edit. de 1553.
(2) Archives gén. de med. et de chir. 1855, T. 1.

œuvres d'Oribase (Edit. de Daremberg et de Bussemac-
ker) la description de la méthode opératoire employée,
par Héliodore, à une époque où la kélotomie était encore inconnue. Cette période s'étend jusqu'à A. Paré,
qui s'élève contre les opérations barbares employées de
son temps. A la suite d'une observation de guérison par
le port d'un brayer, il nous dit : (1) « Ces choses nous
monstrent qu'il ne se faut haster d'oster les coüillons aux
pauvres garçons. Chose admirable que nature guarisse
des maladies estimées incurables, si elle est tant soit
peu aydée. Le principal ayde consiste à empescher l'intestin de descendre pendant qu'elle opère. »

La seconde est une période de réaction contre tout
traitement chirurgical pendant laquelle l'intervention
est entre les mains des charlatans. Fabrice de Hilden (2)
écrit à ce sujet : « Celui qui entreprend de guérir par
incision une personne cacochyme ou débile ou âgée,
veut passer pour homicide. » Bien plus tard les essais
malheureux de J.-L. Petit le détournèrent de toute
opération ; les cautérisations dont La Condamine fut
victime occasionnèrent un rapport à l'Académie de
chirurgie, dans lequel on jeta le blâme à quiconque
ferait revivre les anciens procédés.

La troisième période peut justement s'appeler la période de l'invagination. Gerdy est le créateur de la méthode modifiée par Wützer et Rothmund, pour ne citer
que les noms les plus célèbres. Ces tentatives ne sont
pas isolées, et c'est à cette époque que Velpeau, Jobert,

(1) OEuvres d'A. Paré. Par   1840, t. I, p. 407.
(2) Lib. 1, obs. 84.

Ricord, etc., mettent en pratique les injections dans la
cavité du sac.

Malgré les résultats séduisants que semblent offrir
ces méthodes, elles tombent complètement en désuétude, et aujourd'hui, en France, toute intervention est
condamnée par les livres classiques. Nous ne citerons
que ce qui en est dit dans le traité de Follin et
Duplay (1) : « Malgré les tentatives récentes et souvent
répétées pour remettre en honneur l'opération de la
hernie, malgré l'enthousiasme que professait pour elle
Desault et que partageait l'illustre Bichat, cette opération
ne s'est pas relevée du blâme sévère que lui infligèrent
Scarpa et Percival Pott, qui la considéraient comme une
pratique peu honnête destinée à exploiter la crédulité
du public. » Et plus loin : « Aussi la plupart des chirurgiens français jugent-ils les risques qu'entraînent ces
tentatives en disproportion avec les avantages que l'on
en peut retirer, et sont-ils revenus à la sage abstention
conseillée par Petit, par Richter et par Scharp. » Les
auteurs du traité font cependant une exception pour la
hernie ombilicale : « Toutefois, lorsque la hernie est
volumineuse, difficile à réduire et surtout à contenir ;
qu'elle expose à de fréquentes douleurs abdominales ;
qu'elle empêche le malade de se livrer à ses occupa-
tions ; enfin, lorsque celui-ci désire avec ardeur une
opération qui puisse le délivrer, bien que les dangers
de cette opération lui aient été exposés, je pense que,
dans ces circonstances exceptionnelles, la cure radicale
peut être tentée. »

(1) Tome VI, p, 37, 162, 251, 1880.

Malgré ce jugement qui représente bien les opinions généralement adoptées, de nouvelles tentatives étaient faites à l'étranger, surtout dans ces dernières années. En 1878, la section de chirurgie du Congrès international des sciences médicales chargeait M. le professeur Tilanus (d'Amsterdam) de faire un rapport sur le sujet. Ce rapport, lu au Congrès de 1879, contient 142 cas de cure radicale dans les années 1877, 1878, 1879, et aucun n'est emprunté à la littérature anglaise ou américaine. C'est l'étude de cette quatrième période qui fera le sujet principal de notre thèse. Elle est caractérisée par une plus grande audace dans les procédés, audace que justifie la sécurité qu'apporte aujourd'hui la pratique exacte de la chirurgie antiseptique.

Mais auparavant nous allons reprendre avec quelques brefs détails l'histoire des anciennes méthodes. Dans une première partie nous passerons en revue les méthodes de cure radicale sans opération ; la cure radicale obtenue par une intervention chirurgicale quelconque fera l'objet de la seconde partie.

PREMIÈRE PARTIE.

De la compression.

Celse l'employait déja quoique d'une façon fort défectueuse, il faut arriver à Blegny, qui fut sans doute l'inventeur des bandages à ressort élastique pour trouver quelque chose d'efficace. Arnaud la modifia ; Heritz Laval et plus tard Mouza proposèrent des pelotes pleines d'air.

Camper, Juville et Richter accordent une grande valeur à ce procédé de guérison. Ce dernier écrit : « Je crois que ce serait la manière la plus facile, la plus sûre d'opérer la cure radicale et j'ai de fortes raisons de penser que j'ai vu plusieurs personnes qui ont été guéries radicalement par ce moyen. » Fournier de Lempdes, en janvier 1829, publia des observations assez nombreuses de guérison. Astley Cooper a donné les véritables conditions de succès par le bandage ; il faut qu'il agisse à la fois sur l'orifice supérieur du canal et sur toute l'étendue de son trajet. La guérison s'obtient : 1° Par l'accolement des parois du trajet et du sac herniaire, dit Malgaigne, qui en cite deux observations très remarquables, l'une, due à Roustan, chez un vieillard dont ce chirurgien eut plus tard l'occasion de faire l'autopsie et dans le canal inguinal duquel il trouva de nombreuses adhérences. Il est vrai que, dans ces deux cas, la hernie s'était enflammée et le bandage avait été appliqué aussitôt après la réduction ; 2° Par le développement d'un bourrelet graisseux le long des parois du trajet inguinal. A. Paré, en cite une très curieuse observation avec autopsie. M. Anger, a montré quatre cas dans lesquels on voyait manifestement un petit bourrelet adipeux qui s'était formé au pourtour de l'orifice interne du canal inguinal chez des hernieux qui avaient porté bandage, et il était facile de voir que ce bourrelet s'opposait à la sortie des intestins.

Il ne serait pas impossible que le frottement du bandage déterminât dans le tissu de l'anneau un épaissis-

sement analogue à celui qu'il développe dans le tissu
cellulaire sous-cutané.

De la position.

Le décubitus dorsal prolongé, la hernie étant maintenue, réduite, a compté aussi d'assez nombreux parti-
sans. A. Paré l'a conseillé; Fabrice de Hilden a écrit :
« Manifestum fit quietem et decubitum in dorso uni-
cam esse panaceam herniarum. » Et plus tard Ettmuller :
« Nihil æque ad cujusvis herniæ perfectam curam utile
est quam quies corporis... Interdum sine remediis
curari possunt herniæ adeo ut continuus dorsi decubitus sit vera herniarum panacea, etiam in seni-
bus. » Enfin, en 1831 F. Ravin (1), publia un mémoire très remarquable sur ce sujet. On y trouve neuf
observations de guérison et deux cas de récidive, plusieurs malades ont été revus un grand nombre d'années après. D'après cet auteur la hernie guérit d'autant mieux qu'elle est plus récente et que le sujet est
plus jeune. On devra porter un bandage pendant six
mois. Le séjour au lit sera de un à deux mois. Sanson
a eu aussi plusieurs succès et l'on trouve dans la *Gazette
médicale* de 1840, un cas de guérison dû à Biagini sur
un homme de 32 ans. Enfin, le Dr Duplat, de Lyon,
dans deux mémoires sur lesquels il a été fait un rapport à l'Académie royale de médecine (Séance du
18 janvier 1831), a publié 13 guérisons de hernies qu'il
a obtenues par le même moyen.

(1) Archives gén. de méd. et de chir., t. XXVII, 1831.

Topiques.

Tous les chirurgiens du moyen âge et de la Renaissance ont employé les topiques pour guérir la hernie ; tous ont un emplâtre « contra rupturam. » Ces emplâtres sont composés de substances astringentes et appliqués sur la peau de l'aine. Un des plus célèbres fut celui de Guy de Chauliac. Dionis dans ses Démonstrations de Chirurgie, parle du remède du prieur de Cabrières, acheté par Louis XIV, en 1680. Sous le même règne, l'emplâtre de Mlle Devaux obtint aussi une grande faveur sous le patronage de Fagon, de Boudin et de Félix, médecins du roi. En 1827 M. Beaumont a employé avec succès la compression et les sachets opiacés et ammoniacaux, et en 1831, M. Desplats a joint aux sachets astringents la position.

On doit encore ranger parmi les topiques les cautérisations de la peau par la pâte de Vienne, par la potasse caustique, l'acide sulfurique ou le beurre d'antimoine.

Nous croyons inutile de dire combien ces procédés sont illusoires ou cruels et c'est seulement pour être complet que nous les avons signalés.

DEUXIÈME PARTIE.

Cautérisation.

On pratiquait la cautérisation de deux manières : les parties contenues étant réduites ou ne l'étant pas, on employait les caustiques ou le fer rouge, et Franco réunit l'incision et la cautérisation qu'il fait jusqu'au pubis pour séparer le testicule du cordon. Roger de Parme, Guy de Chauliac, Albucasis, etc., ont attaché leurs noms à cette funeste méthode.

Incision.

Cette méthode consistait à faire la division de toutes les enveloppes du sac, elle était pratiquée par plusieurs chirurgiens au dire de Celse.

Lieutaud et Leblanc la préconisèrent ensuite et elle donna dans les mains de J.-L. Petit de tels résultats qu'il finit par la considérer comme plus meurtrière que l'opération de la hernie étranglée.

Point doré. — Suture royale.

C'est Franco (1) et surtout Dionis (2), qui ont donné les meilleures descriptions de ces procédés fameux.

La suture royale consistait à mettre à nu le sac herniaire et à le coudre dans toute sa longueur sans toucher aux éléments du cordon. On lui a donné le nom de royale, dit Dionis, parce qu'en conservant les parties, elle laisse la liberté au testicule de faire sa fonction qui est donner des sujets au roi.

Pour faire le point doré, on passait un fil d'or au-dessous des vaisseaux spermatiques et on comprenait

(1) Pierre Franco, 1556.
(2) Traité des opér. chir.

le sac dans l'anse du fil, « en prenant garde qu'il ne presse point trop les vaisseaux et qu'il permette au sang de couler dans leurs cavités. » Le fil était laissé à demeure.

D'autres ont employé des fils de plomb ou de chanvre.

Castration.

Plusieurs des procédés déjà décrits compromettaient les fonctions du testicule. La castration eut pour but d'amener une cicatrice solide et de fermer le passage aux intestins. Paul d'Egine (1) est le premier qui nous ait transmis en le vantant ce procédé barbare. Il coupait le cordon et le sac entre deux ligatures. Guy de Chauliac nous dit que, de son temps, la castration n'était plus employée que pour la grande rompure. J. de Vigo veut qu'on l'abandonne aux chirurgiens ambulants. Mais l'on s'étonne de voir Franco la soutenir dans le cas de hernie complète. A. Paré se montre très ardent à attaquer les chastreux dont il combat la cupidité et dont il rejette avec indignation les cruelles manœuvres. Fabrice d'Aquapendente, Pigray l'acceptent encore dans quelques cas. Vigier la rejette. Thévenin est le dernier qui la recommande. Au commencement du xviiie siècle, elle est punie par les magistrats, ce qui n'empêche pas qu'elle était encore quelquefois pratiquée à l'époque où Sabatier a publié son traité d'opérations, en 1796.

(1) . d'Egine, Lib. VI, ch. 65.

MÉTHODE DU REFOULEMENT DU TESTICULE DANS L'ANNEAU

ET DU PÉLOTONNEMENT DU SAC.

Henri Moinichen médecin du roi de Danemark , qui a voyagé en Espagne vers le milieu du xviie siècle, rapporte que (1) les Espagnols avaient imaginé d'ouvrir le sac, de refouler le testicule dans l'anneau, et de faire ensuite le point doré. A la même époque, Scultet engage les jeunes chirurgiens à ne pas imiter les anabaptistes en Moravie « qui entreprennent de guérir l'entérocèle, bouchant le trou du péritoine avec le testicule poussé dans sa cavité après la réduction de l'intestin. » Les habiles chirurgiens, dit-il encore, n'approuvent pas cette façon de guérir, soit parce que, si le trou est plus grand que le testicule, il ressort facilement, en sorte que le malade n'est pas plus soulagé qu'auparavant, soit parce que, si le testicule est plus gros que le trou, étant pressé, il souffrira une douleur qui sera suivie d'inflammation, de stérilité et de la mort même. » Scultet a connu des personnes soumises à cette opération et qui « ont eu un mariage stérile et plein de querelles (2). »

(1) Mém. de l'Ac. Roy. de chir., t. VII, édit. in-12.
(2) Nous voulons rapprocher de ce procédé une observation toute moderne intitulée : De la fixation du testicule dans l'anneau inguinal amenant la cure radicale de la hernie par Ch. Hunter (The Amer. Journ. of the méd. sciences, january 1878.) Reproduite par le Centralsblatt für Chir. 1878 et dans la Revue des Sc. méd., t. XIII.
Un étudiant en médecine de 22 ans est atteint depuis 6 ans d'une her-

Garengeot (1) conseille, aussitôt que la hernie est réduite, d'entasser le sac en un petit bloc et de le mettre dans l'ouverture même de l'étranglement et par dessus une petite pelote qu'il a imaginée.

Louis (2), fait remarquer que l'opération est souvent impraticable à cause des adhérences du sac.

Vidal de Cassis (3), a fait une fois cette opération. « J'avais, dit-il, à opérer d'un varicocèle un jeune homme qui avait en même temps une hernie inguinale gauche. Après avoir réduit les organes, je passai derrière les veines du cordon et derrière le sac un gros fil d'argent, puis devant ces organes un autre fil. Le tout fut enroulé sur les deux fils comme je le fais pour le varicocèle, seulement je saisis les veines un peu plus haut qu'à l'ordinaire. Le sac fut donc enroulé aussi, et huit ans après l'opération, je pus faire constater la guérison des deux infirmités. » Si nous insistons sur le pelotonnement du sac, c'est que nous le retrouverons employé par les chirurgiens contemporains.

Scarification.

Du temps de J. B. Verduc, on pratiquait la scarifica-

nie inguinale qui ne peut être contenue par aucun bandage. Il prend l'habitude de la maintenir constamment réduite avec la main, et remarque que le testicule se laisse facilement remonter dans l'anneau et y barre le passage à la hernie. Au bout d'un an, le testicule a contracté des adhérences avec l'anneau inguinal externe et la hernie se trouve parfaitement contenue.

(1) Opér. de chir., édit. de 1718.
(2) Mém. de l'Ac. Roy. de chir., t. XI, p.   .
(3) Traité de path. ext.

tion de la hernie étranglée, afin d'amener une cicatrice solide. Cette méthode est conseillée très explicitement par J. H. Freytag, puis par Heister. Enfin, Velpeau l'approuve formellement dans son Traité de médecine opératoire. Rust (1), les recommande de nouveau tout en exposant leurs dangers. M. Jules Guérin imagine de scarifier le canal par la méthode sous-cutanée : huit jours après l'opération des compresses furent remplacées par un brayer, qui fut quitté au bout de cinq semaines. Six semaines après la hernie n'avait pas reparu et n'avait aucune tendance à la récidive (2). Velpeau a employé une fois cette méthode sans succès (3) et voilà comment la juge L. J. Sanson :
« Les incisions portant sur l'anneau aponévrotique tiraillé en divers sens ne sont propres qu'à l'agrandir, il est peu probable que le tissu inodulaire qui leur succède puisse contrebalancer la dilatation d'abord produite.

Si cette méthode était bonne l'opération de la hernie étranglée, accompagnée des débridements multiples conseillés par Scarpa et avant lui par Juncker (4), guérirait le plus souvent la hernie. Or, il n'en

---

(1) Handbuch der Chir., Berlin, 1832, t. VIII, p. 392.

(2) Hip. Fournier. Th. inaug., 1846.

(3) Velpeau a mis deux fois en usage sur le même malade. des deux côtés, le procédé suivant:

1° Incision sous-cutanée,

2° Scarification de l'intérieur du sac surtout vers l'orifice interne.

3° Compression de toute la longueur du canal inguinal, juillet 1840. Fournier, loc. cit.

(4) Incisio magna vel quod melius videtur, multæ parvulæ in peripheria annuli efficiantur.

Beaugrand. Essai historique sur la cure radic. des hernies.

Jagot.   **2**

est rien, elle récidive le plus souvent dans une proportion qu'il est malheureusement difficile d'établir et nous pourrions citer plusieurs observations de hernies pour lesquelles on a dû faire plusieurs fois la kélotomie. Cette question se prêterait à des considérations dignes d'intérêt.

MÉTHODE DE L'ACUPUNCTURE.

Cette méthode comprend trois procédés. Le premier dû à M. Bonnet consiste à piquer des épingles près de l'anneau, à travers les enveloppes herniaires, à les disposer de manière à ce qu'elles maintiennent en contact les parois du sac et à les laisser en place jusqu'à ce que l'inflammation adhésive se soit développée. Sur neuf observations citées dans son mémoire, on trouve 4 cas de guérison, 5 cas d'insuccès dont 2 morts. M. Mayer a remplacé les épingles par des sutures, puis il avoue avoir eu, après quelques cas heureux, de nombreux insuccès (1).

Enfin, Malgaigne a conseillé (2) d'enfoncer de petites aiguilles à acupuncture le long du trajet du canal, assez haut pour éviter le cordon, de les retirer dès que l'inflammation s'est développée et d'appliquer un bandage.

(1) Gazette médicale, 1837.
(2) Boinet, th. d'agrég. 1839.

Autoplastie.

Ce procédé n'a été employé qu'une fois par Jameson, chez une dame, pour une hernie crurale. Il mit l'anneau crural à découvert, tailla dans la peau voisine un lambeau en forme de lancette, le renversa vers l'anneau dans lequel il l'introduisit et l'y fixa par des sutures. La malade guérit.

En 1874, M. Langenbeck (1) entreprend de nouveau la cure radicale des hernies par autoplastie. Sur la face antérieure de la cuisse, il taille un lambeau quadrilatère, adhérent par sa partie supérieure ; il introduit le doigt dans le canal inguinal ou dans le canal crural et dans le trajet ainsi préparé il refoule le lambeau. Les bords de la plaie sont réunis par une suture. Il aurait d'après ce procédé obtenu la guérison radicale dans 7 cas de hernie inguinale et 2 cas de hernie crurale.

Injections dans le sac.

Velpeau (2) a fait deux fois des injections de teinture d'iode dans la cavité du sac en prenant soin de faire comprimer par un aide le canal inguinal. Dans le 1er cas, le malade mourut d'une affection intercurrente et l'on put constater que le résultat avait été nul.

(1) Radicalcur der Brüche, par M. Langenbeck. Memorabilien, 1874, no 7.

(2) Nouveaux éléments de méd. op., 1839. Thierry. Cure radicale des hernies. Thèse conc. méd. opér., 1841.

Dans le second, il y eut une prompte récidive après des accidents inflammatoires très graves (1). Jobert a mis aussi en pratique ce procédé, tandis que Schreger, en Allemagne, employait les injections de vin rouge et plus tard les simples injections d'air.

Pancoast, en Amérique (1846), avait injecté de la teinture de cantharides (2) et Valter, du sang humain. Nous rapprocherons de cette méthode celle de M. Belmas. Ce chirurgien introduit dans le sac herniaire, le plus près possible du collet, à l'aide d'une aiguille courbe spéciale, un sac de baudruche qu'il remplissait ensuite d'air. Ce sac devait s'organiser en provoquant une sécrétion de lymphe plastique qui amènerait la fermeture du sac. Sur 4 opérations, une seule réussit complètement et un des malades est mort d'un érysipèle gangreneux. Plus tard, il a substitué à ses sacs de baudruche des filaments de gélatine desséchée, enveloppés par de la baudruche, qu'il porte dans le collet du sac à l'aide d'une aiguille spéciale. Sur dix opérations, il a eu cette fois cinq guérisons et cinq récidives dont deux très rapides.

Græfe (de Berlin) (3) a imaginé une méthode qui présente avec la seconde méthode de Belmas une assez grande analogie pour que nous la mentionnions ici, quoiqu'elle ne ressemble plus du tout aux injections

(1) Ricord in, Gaz. des Hôp. 1854, p. 532, décrit une aiguille trocart qu'il a imaginée pour cette opération qu'il approuve et en faveur de laquelle il cite des succès obtenus par Maisonneuve et Follin.

(2) Ce même chirurgien a eu l'audace de faire la section sous-cutanée de la cause de l'étranglement dans les anciennes hernies irréductibles. The Amer. journ. of the med. Sc , avril 1878, p. 468.

(3) Raw (Berlin, thèse 1813).

dans la cavité du sac. Elle consiste à dénuder le sac, à y faire une petite ouverture d'un demi-pouce par laquelle on introduit jusqu'au collet du sac un bourdonnet de charpie maintenu par un fil. L'inflammation que développe ce corps étranger suffit à fermer le collet. Raw cite à l'appui de sa thèse quatre observations et quatre guérisons : la 1re, d'une femme de 46 ans, guérie en douze jours; la 2e, d'un jeune homme de 13 ans; la 3e, d'un homme de 40 ans, et la 4e, d'une vieille femme de 78 ans.

Ligature totale de la hernie.

Cette méthode, qui n'a guère été employée que pour la cure radicale de la hernie ombilicale, ne rentre guère dans notre sujet. Nous ne la citons que pour être complet. On réduisait d'abord l'intestin ; puis, la tumeur étant pédiculisée, on passait à sa base une ou plusieurs aiguilles derrière lesquelles on faisait une ligature complète. La tumeur était alors réséquée et l'on pansait la plaie à plat ou bien on attendait que la gangrène amène l'élimination de la partie liée. Ce procédé a été successivement décrit par A. Paré, Celse, Paul d'Egine et les médecins arabes. Saviard (1) l'a employé et après lui Desault.

Sabatier met en doute les succès obtenus par ce chirurgien. Scarpa ne considère pas l'opération comme exempte d'accidents graves et quelquefois dangereux. Astley Cooper partage cette manière de voir et W. Law-

(1) Obs. chirurg. IX.

rence dit (1) s'être assuré que la maladie était revenue, même dans plusieurs cas opérés par Desault et qu'il avait supposés guéris radicalement. Après qu'on eut discuté au long ce sujet à la Société de médecine de Paris, l'avis général fut qu'on devait abandonner la ligature. Boyer pense de même; mais Dupuytren pratiqua plusieurs fois la ligature de la hernie ombilicale chez les nouveau-nés.

Nous pourrions faire rentrer dans l'historique la description de la méthode de l'invagination, mais comme plusieurs de ses procédés ont encore été employés il y a peu d'années, nous préférons adopter la division de M. le professeur Le Fort dans le traité de médecine opératoire de Malgaigne qui place l'invagination à la tête des méthodes nouvelles.

(3) Traité des hernies, traduit de l'Anglais par P.-A. Béclard et J. Cloquet, 1813.

Les méthodes modernes, mises en usage pour la cure radicale des hernies, sont au nombre de quatre :

1° La méthode française ou de l'invagination qui comprend tous les procédés imaginés depuis Gerdy.

2° La méthode anglaise ou méthode de Wood, vulgarisée en Amérique par Ch. Dowel, qui est caractérisée par l'invagination du sac, préalablement dénudé et par la suture des piliers.

3° La méthode allemande fait la suture ou la ligature du sac; puis, le résèque. Elle est ou non accompagnée de la suture des piliers.

Ces deux méthodes ont pour point commun l'emploi du pansement antiseptique.

4° La méthode des injections irritantes péri-herniaires employée en France par M. le professeur Luton (de Reims) et par Schwalbe, en Allemagne.

CHAPITRE PREMIER.

DE L'INVAGINATION ET DE SES PROCÉDÉS

C'est le 11 mai 1837 que Gerdy appliqua pour la pre-mière fois son procédé de cure radicale. Depuis cette époque jusqu'à la fin de sa carrière chirurgicale, il ne cessa de publier des mémoires ou des observations sur ce sujet, principalement dans les Archives générales de médecine et de chirurgie.

De nombreuses thèses furent faites, presque toutes favorables, des modifications souvent ingénieuses fu-rent apportées à la méthode et, malgré tant d'efforts, l'opération tomba en désuétude. La cause de cet insuc-cès est, à notre avis, la même qui a fait échouer suc-cessivement tous les autres procédés, quelque peu dan-gereux qu'ils puissent être, c'est l'incertitude que laisse l'opération au point de vue du résultat définitif.

La méthode de l'invagination consiste à invaginer la peau du scrotum dans le canal inguinal et à la main-tenir fixée dans cette position à l'aide d'un point de su-ture qui retient la peau ainsi refoulée. Après différents tâtonnements, voilà comment Gerdy pratiquait l'opéra-tion : Il invaginait la peau du scrotum avec l'index de la main gauche aussi haut que possible dans le canal, il conduisait alors sur ce doigt une aiguille courbe, montée sur un manche et cachée dans une gaine. L'ai-guille était munie de deux chas et enfilée, un curseur permettait de faire saillir la pointe. Arrivé au fond de l'invagination, il traversait d'arrière en avant le scrotum invaginé et la paroi antérieure du canal, après avoir palpé la région pour éviter de piquer une artère ; un bout du fil était désenfilé et maintenu par un aide, l'aiguille était retirée et de nouveau pénétrait d'arrière en avant pour faire sortir l'autre extrémité du fil.

On nouait alors les deux bouts du fil sur un bout de sonde, ce qui permettait de serrer plus ou moins les parties comprises dans l'anse. Au début il irritait la peau invaginée avec de l'ammoniaque et faisait une suture à la base de l'invagination pour qu'elle se maintînt. Mais il abandonna bientôt cette pratique, s'étant aperçu que ce n'était pas la peau invaginée qui formait bouchon et s'opposait à la sortie des viscères. En effet, souvent la peau invaginée redescendait peu à peu, ou bien le bouchon qui, dans les premiers jours formait un corps solide, finissait par se résorber entièrement après un amincissement progressif de la peau. Il pensa donc que l'oblitération du canal se faisait par une exsudation plastique provoquée par l'irritation causée tant par les points de suture que par la peau.

Cette opération donnait lieu à une inflammation de la région généralement assez peu intense ; quelquefois, il a eu des abcès des parois abdominales ou du scrotum. Les fils étaient enlevés du deuxième au cinquième jour.

Le 23 octobre 1854, notre regretté maître, M. le professeur Broca faisait à la Société de chirurgie un rapport sur la candidature de M. Rothmund, auteur d'un procédé d'invagination (1). A cette occasion, il divisa toutes les modifications de la méthode de Gerdy en trois procédés principaux. C'est cette classification que nous adopterons en y ajoutant les faits parus depuis ce rapport.

§ 1. — *Procédé Gerdy. L'invagination est maintenue à l'aide des points de suture.*

1° Lehmann a modifié la forme des aiguilles de Gerdy. Il laisse les points de suture pendant quatre jours.

2° Bruns avec l'aiguille de Lehmann maintient l'invagination par une suture analogue à celle des matelassiers.

3° Zeis, Schah, Schall ont imaginé chacun une sorte de sonde à dard.

4° Signorini (de Padoue) (2), a pratiqué le procédé suivant qu'il nomme : Intro-rétroversion. Il pousse son doigt vers l'anneau à travers le canal inguinal ; arrivé là, il le recourbe en crochet vers le canal crural jusqu'à ce qu'il vienne faire saillie au pli de l'aine. A ce niveau, il fait une incision et à l'aide d'une aiguille courbe, il fixe là le fond du sac et suture les lèvres de l'incision. Ce chirurgien prétend avoir obtenu d'excellents résultats par cet étrange procédé.

(1) Ueber Radical opération beweglicher Leistenbruche. Munich, 1853.

(2) Gaz. méd. 1839, p. 553.

5 Procédé A. Van Best (1). En 1871, cet auteur ancien chirurgien à l'armée des Indes, publiait le procédé suivant qui lui a réussi trois fois. Il a échoué une fois chez un malade indocile.

Il réduit la hernie, invagine la peau du scrotum jusqu'à l'anneau interne, conduit une aiguille courbe de Wood munie d'un fort fil de catgut sur son doigt et traverse le pilier interne et les parois abdominales. Un bout du fil est saisi, l'aiguille est retirée à travers toutes les enveloppes, excepté la peau invaginée du scrotum.

L'aiguille est alors poussée à travers le pilier externe et les téguments et désenfilée. Les deux bouts du fil de catgut sont noués solidement de manière à rapprocher les deux piliers. Les bouts sont coupés court et une légère compression est établie.

Obs. I. — Van Best.

R. M., 23 ans, souffrait depuis 3 ans d'une hernie inguinale oblique externe du côté droit, de la grosseur d'un œuf. Il désirait voir sa hernie guérir; mais, comme il ne faisait aucune attention à son bandage, elle grossissait toujours.

Il fut opéré, le 4 novembre et le 17 décembre, on ne trouvait pas la moindre impulsion pendant la toux, et les parties semblaient très solides.

Obs. II. — Même procédé. — Opérateur F.-B. Jesset (2).

C. V., ouvrier forgeron, 26 ans, porteur d'une grosse hernie inguinale oblique descendant à 4 pouces des genoux. Blessé depuis 4 ans.

(1) A. Van Best. Sur la cure radicale de la hernie, The Lancet, 4 mars 1871.
(2) Cas de cure radicale de hernie ing. The Lancet, octobre 1872.

N'a jamais porté de bandage d'une façon régulière. Mauvaise santé due à sa hernie. Opéré le 20 mars 1871. Accidents inflammatoires assez graves. Il quitte le lit le 4 avril et l'hôpital le 23. Il a continué son travail et a été revu en octobre 1872, *dix-sept mois après*. Il n'y a pas le moindre signe de retour de la hernie. Le canal n'admet pas même le petit doigt.

Nous reprocherons à ce procédé d'agir un peu à l'aveugle et d'exiger certainement une assez grande habitude.

§ 2. — *Procédé Wützer et ses dérivés.*
L'invagination est maintenue à l'aide d'un instrument.

1° Le professeur Wützer de Bonn, 1838, a imaginé d'introduire dans le canal invaginé par le scrotum une tige de bois percée d'un canal destiné à donner passage à une longue aiguille. Cette aiguille traverse les parties situées en avant d'elle et sa pointe est reçue dans une espèce de chas percé à l'extrémité d'un autre cylindre placé à l'extérieur. Du côté de l'anneau externe, les deux cylindres sont unis par une vis de pression, qui agit de telle manière que la pression porte surtout au point où l'aiguille traverse la peau. Cet instrument est laissé en place six à sept jours.

Il a eu assez souvent des gangrènes partielles de la peau, des phlegmons, des érysipèles (1). Les malades considérés comme guéris vont quelquefois mourir de leur hernie dans un autre hôpital. C'est ainsi que M. Holmes Coote de Saint-Bartholomew's hospital a eu deux fois l'occasion d'opérer des hernies étranglées

(1) Cette opération a été faite à Vienne par Sigmund et introduite en Angleterre par Spencer Wells 1854 et soutenue d'abord par Redfern Davies.

chez des gens qui avaient été traités par le procédé Wützer. Il remarque que l'épaississement des enveloppes herniaires ajoute beaucoup aux difficultés opératoires (1).

Cependant en 1861, Spencer Wells défendait en cor le procédé de Wützer. Il affirmait avoir été consulté dans des cas où l'opérateur croyait que l'opération avait échoué, parce que la portion cutanée du bouchon scrotal était descendue à son ancienne position, il avait dû tranquilliser chirurgien et patient en leur montrant que le bouchon formé par les enveloppes de la hernie fermait bien le canal et prévenait en fait toute nouvelle issue de l'intestin. Les cas d'insuccès auraient été dus à la façon défectueuse dont avait été faite l'opération : (l'invagination mal faite, invaginateur trop gros, port d'un bandage pendant trop peu de temps etc) (2).

2° M. Sotteau (3) a employé un invaginateur à trois branches, qui assure l'adhérence des parties invaginées. Il y a deux branches extérieures et une intérieure.

Résultat publié : 11 observations, 11 succès. Mais les malades n'ont pas été revus.

3° M. Valette (de Lyon) (4) ajoute à l'instrument de Wützer une armature extérieure spéciale.

Résultats : Obs. 1 malade guéri revu 1 an après
— 3 — — 7 mois —
— 5 — — 2 — —
— 6 — — 3 — —

(1) The Lancet, 20 juin 1863.
(2) Spencer Wells. Note sur l'insuccès prétendu de l'opération de Wützer. Med. Times and Gaz., janvier 1861.
(3) Gazette médicale, 1840.
(4) Lyon médical, 1855.

Les observations 2 et 4 sont des insuccès.

4° Leroy (d'Etiolles) maintient l'invagination à l'aide d'une pince à branches concaves qui ne se touchent que par leur sommet. Il dénude préalablement par un vésicatoire la peau qu'il va invaginer. Il s'était d'abord servi d'une simple tige métallique qu'il maintenait à l'aide d'un bandage; cette tige portait à son extrémité une petite rondelle de caoutchouc.

5° Les branches des pinces dont se servait Langenbeck étaient droites.

6° Wattmann place dans le canal un bouchon de liège maintenu par une anse de fil dont les deux bouts traversent les enveloppes herniaires.

7° Christopher fait au fond de l'invagination quelques simples piqûres et la maintient par un doigt de gant bourré de charpie.

8° Rothmund (de Munich) adopte le procédé Wützer, mais son invaginateur a deux ou trois aiguilles pour assurer l'opération.

Résultats: F^{mes} 7 cas 5 guérisons.

Sur 181 cas. H^{mes} 174 cas $\begin{cases} 140 \text{ Procédé Wützer} \\ 34 \text{ Méthode Mösner (Séton.)} \end{cases}$

Les 140 cas dus au procédé Wützer se décomposent ainsi :

Pas de morts.

6 dans le même état.

4 qu'on n'a pu maintenir.

13 momentanément guéris. (Récidive.)

Plusieurs opérés guéris radicalement.

Les autres n'ont été suivis qu'un an ou moins.

On remarquera combien cette statistique est peu concluante.

9° B.-J. Fayrer (1), chirurgien du Collège Médical de Calcutta a publié en 1865 les résultats obtenus par sa méthode depuis 1862, Elle ressemble à s'y méprendre à celle de Wützer. Il se sert d'un invaginateur en buis, percé d'un trou transversal à une de ses extrémités, par lequel on fait passer le fil de soie qui maintient l'invagination. Comme Gerdy, il attribue la guérison non pas au bouchon cutané, mais à la formation dans le canal d'un exsudat considérable. Car le plus souvent l'invagination descend complètement.

38 obs. : 24 guérisons, 8 échecs, 6 récidives.

De ces 38 cas, 4 furent opérés deux fois, 1 trois; 2 après la guérison d'une opération de hernie étranglée,

Les seuls accidents qu'il eut, furent quelques abcès des parois abdominales. Les cas notés comme récidives, sont ceux dans lesquels la hernie revint en partie, mais alors on put la maintenir par un bandage. Quant à l'histoire ultérieure de ces malades, dit en terminant l'auteur, je ne sais rien et, par conséquent, j'ignore si les bons résultats obtenus sont demeurés permanents.

10° Le professeur Egea (2) s'est servi d'un simple dé à coudre qu'il a introduit jusqu'au fond de l'invagination. Ce dé avait à son sommet une ouverture par laquelle il fit passer une aiguille armée d'un fort fil dont il retint une extrémité dans le dé, tandis que l'autre, après avoir traversé le scrotum et la paroi antérieure

---

(1) Radical cure of inguinal hernia. Med. Times and Gaz., 1865.
(2) El progresso medico, Madrid, 1872. The Lancet, 1872.

du canal, est fixée à un bandage inamovible. L'auteur a eu trois succès.

Tous ces procédés nous semblent d'une valeur inférieure à celle du procédé Gerdy. Le professeur Wood, qui s'est tant occupé de la cure radicale, assure que dans tous les cas qu'il a examinés, après l'échec de l'opération de Wützer, il a trouvé l'orifice externe et le canal élargis. L'effet du bouchon, dit-il, est de dilater l'anneau externe et le canal aussi loin qu'il pénètre et d'empêcher toute adhérence des bords entre eux. La hernie se reproduit plus volumineuse. C'est là que devient plus apparent le vice de la méthode. Boucher et distendre une ouverture dilatable en vue de la fermer, est évidemment un procédé mal compris (1), Davies est du même avis (2), et dit assez justement que le bouchon joue vis-à-vis de l'anneau interne le rôle d'une baguette à gants (3).

§ 3. — *Procédé Mössner ou procédé du séton.*

Dans ce procédé l'invagination n'est que passagère; on ne la maintient ni par des points de suture, ni par des instruments. Elle a seulement pour but de permettre de passer un séton dans toute l'étendue du trajet herniaire. Le séton passé, Mössner laisse la peau se

(1) Wood. on Ruptures. London 1863, p. 86.
(2) Gant. The science and practice of Surgery, 1871.
(3) Il a encore paru cette année une thèse sur la méthode de l'invagination. Elle a été inspirée par M. le prof. Tilanus et a pour titre :
Over de Geschiedenis der invaginatie Methode, par Willem Francken Amst, 1880.

déplisser et exerce une compression convenable. Le séjour au lit est de douze à vingt jours.

Résultats : 34 obs. 1 cas nul.

1 récidive.

1 mort,

2 améliorations.

Les autres malades présentaient un canal si solide que les récidives étaient invraisemblables ; mais comme toujours ils n'ont pas pu être suivis.

Nous rapprocherons de ce procédé celui de Riggs qui consistait dans l'introduction d'une mèche de soie dans le canal inguinal.

OBSERVATION.

Un Allemand de 47 ans, affecté d'une hernie scrotale droite, opérée d'après cette méthode par le professeur Carnochan, en avril 1857, mourut le 9 septembre 1857 d'une affection pulmonaire. L'autopsie fut pratiquée par Carsten Holthouse, chirurgien de Westminster hospital. Du côté de la cavité péritonéale, on ne pouvait retrouver l'orifice du sac. L'anneau interne était solidement rapproché du cordon. La partie supérieure du canal était bien réunie, mais l'inférieure ne l'était pas, quoique le cordon, dans toute sa longueur, fut entouré d'un exsudat plastique (1).

Ce procédé du séton, qui peut causer une péritonite sans parler des abcès considérables des parois et de la suppuration presque inévitable du sac est absolument abandonné.

(1) British méd. jour., 1872, octobre 26.

CHAPITRE II.

MÉTHODE ANGLAISE OU DE WOOD.

SUTURE DES PILIERS SANS OUVERTURE DU SAC.

La méthode de Wood fort employée en Angleterre et vulgarisée en Amérique par Ch. Dowel est, croyons-nous, fort peu connue des chirurgiens du continent.

Elle s'écarte de la méthode française par ce fait qu'elle dénude le sac avant de l'invaginer et qu'elle suture les piliers et de la méthode allemande, en ce qu'elle n'ouvre pas le sac. Cependant elle se rapproche davantage de cette dernière, quand elle est employée à l'occasion d'un étranglement ; car, dans ce cas, le sac étant ouvert, est lié ou suturé puis réséqué, et l'on fait par-dessus la suture des piliers.

C'est en 1858 que Wood fit ses premières opérations, et c'est en 1863 qu'il publia un traité des hernies dans lequel il exposa ses procédés (1). Voici comment M. Wood comprend les conditions qu'exige la cure radicale. Pour effectuer la cure radicale d'une hernie inguinale d'une manière satisfaisante, il faut adopter un procédé qui ferme d'une façon permanente l'orifice inguinal et le canal en rapprochant les parois tendineuses aussi loin que possible et en produisant leur adhérence entre elles.

(1) Wood. On Ruptures, ing. cr. and umbil, the anat. pathol. diag. Cause and prevention with a new method of effecting a radical and permanent cure, in-8. London, 1863.

Si nous arrivons à rétablir le rôle normal du canal qui
est de s'opposer à l'issue des intestins, nous guérirons
les hernies. Pour cela, le moyen qui semble le plus naturel est de rapprocher les parois du canal par des
sutures, de façon à assurer sa parfaite fermeture en
arrière et en avant du cordon spermatique et suffisam-
ment près de lui pour amener son adhérence sans in-
terrompre ses fonctions. Mais il est alors indispensable
d'avoir un point d'appui solide sur les limites supérieures
et postérieures du canal, de façon à amener leur adhérence solide à la paroi antérieure et inférieure ; en
d'autres termes, il faut unir solidement les fibres unitives (conjoined tendon) au ligament de Poupart en
avant et par-dessus le cordon spermatique, de façon à
ce que ces organes le viennent embrasser aussi près
que dans leur condition normale. Cette union tend à
contrebalancer directement l'influence dilatatrice du
muscle droit, sur la paroi postérieure du canal. Pour
assurer le succès, cette intime union doit être établie
dans toute la longueur du canal inguinal, ce qui offrira
une large surface d'adhérences capable de résister aux
efforts futurs de l'intestin pour se frayer un passage(1).
On ne peut guère mieux poser le problème. Wood a
cherché à le résoudre de deux manières : 1° Par le *procédé
des épingles* qui consiste à enfoncer dans le sac deux
épingles qui le transpercent et amènent une inflammation adhésive qui oblitère sa cavité. Des deux épingles,
l'une réunit le pilier interne et les fibres unitives ; la
seconde traverse le pilier externe. Le tout est maintenu

(1) Wood. Loc. cit., p. 85.

en tordant l'une des deux épingles sur l'axe de la seconde. Le canal herniaire se trouve ainsi oblitéré, sa partie postérieure étant tirée en avant et l'antérieure en arrière, le cordon est entre les épingles, mais sans être comprimé par elles.

Bedford Davies, chirurgien à l'hôpital des enfants à Birmingham, emploie aussi un procédé analogue à celui de Jones Wood, il remplace les épingles par des fils de cuivre que l'on retire quelques jours après. Puis on met une ceinture (1) et l'enfant peut marcher comme à son ordinaire.

Voici trois observations de hernies opérées par cette méthode.

Obs. I. — Hernie inguinale traitée par l'opération de Wood. — Guérison. — Service de M. Teevan West, London hospital (2).

E. J..., gros garçon de 10 ans, entré le 3 mai 1864. H. ing. g. grosse comme une noix. Aucun renseignement antérieur. Le 4 mai, M. Teevan réduit la hernie et introduit les aiguilles de Wood. Une grande quantité de lymphe se répandit dans le canal et une légère suppuration se produisit. Les épingles furent enlevées le douzième jour. Le 1er juin, le malade se leva et marcha. Pas la plus légère apparence de hernie. Il fut renvoyé porteur d'un bandage avec ordre de le garder six mois.

M. Teevan conseille, avant d'opérer, de bien s'assurer que les deux testicules sont descendus. Dans ce cas, un seul l'était, heureusement celui du côté malade. Pendant l'opération un aide le maintint, car il eût pu être entraîné, ce qui eût causé des accidents.

(1) Goyrand d'Aix, Clin. chir., Paris, 1870.
(2) Lancet , May 1870.

Obs. II. – Opérateur, Christopher Heath (1).

William T..., reçu le 2 décembre 1862. — 8 ans. Refusé à l'Ecole navale à cause d'une petite hernie dans le canal inguinal droit. L'enfant était bien développé et ne soupçonnait pas sa hernie. Quand il tousse, il y a une légère propulsion à travers l'anneau externe, mais l'intestin ne descend pas, l'anneau externe ne permettant que l'introduction du bout du doigt. Les deux testicules sont dans le scrotum.

Le 9 novembre, l'enfant étant sous l'influence du chloroforme, l'opération fut pratiquée. Les deux aiguilles sont successivement enfoncées, la première à travers la peau, les fibres unitives, le pilier interne de l'anneau externe. La seconde à travers le pilier externe et le ligament de Poupart. Ces aiguilles munies d'une mortaise spéciale sont alors fortement unies ensemble pour réunir les parois du canal et les piliers de l'anneau. Les aiguilles furent enlevées le 23 décembre.

Il y avait un épaississement considérable dans le canal, et la toux ne faisait rien sortir. Aucun bandage n'est appliqué. L'enfant a été revu guéri, un mois après.

Obs. III. — Même source.

Homme de 23 ans, mêmes conditions absolument, même opération le 10 février 1863. Les aiguilles furent enlevées le 17, et le 3 mars il est renvoyé guéri.

En admettant même que l'opération soit presque sans danger, on ne peut s'empêcher de penser que ces malades eussent pu guérir par le port régulier d'un bandage, surtout dans les deux premiers cas.

Buchanan (2), qui a employé souvent aussi la seconde

(1) Two cases of radical cure of ing. hernia by Wood's operation Lancet, 1863.
(2) Op. for the rad. cure of ing. hernia in the child. British med. jour.., mai 1879.

méthode de Wood, avoue avoir eu des désappointe-
ments par le procédé des aiguilles.

Nous rapprocherons de ce procédé celui de Chisholm(1).
Il consiste à faire la suture sous-cutanée des piliers à
l'aide d'une aiguille courbe montée sur un manche et
d'un fil d'argent que l'on serre fortement et que l'on
laisse en permanence.

Il prétend que les tissus s'habituent fort bien à ce
corps étranger qui s'entoure de lymphe plastique, et
que, grâce à cette ligature permanente, le malade re-
trouve, pour les efforts musculaires, la sécurité qu'il
avait perdue. Chisholm a publié dans *The American
medical Times*, quatre observations de succès dus à sa
méthode.

Il a été imité par Dickinson (2), chirurgien de l'armée
des Indes. Il s'agissait d'un homme de 30 ans, porteur
d'une hernie inguinale droite. Le malade se leva le
treizième jour et sortit de l'hôpital le vingt-cinquième.
Il n'a pas été revu.

Nous n'avons pas trouvé d'autres applications de cet
étrange procédé. Mais en 1866, un chirurgien le présente comme nouveau sans donner d'observations à
l'appui (3).

John Hill, chirugien de Royal Free hospital, a aussi
fait la suture sous-cutanée des piliers, mais en em-

---

(1) Sur une nouvelle op. pour la curo rad. de la hernie par le prof.
Chisholm de la Caroline du sud. Med. Times and Gaz., Mars 1861.

(2) On a case of ing. hernia treated successfully on prof. Chisholm's
method by Joannes Dickinson, Lancet, 1863.

(3) Lancet, septembre 1866.

ployant l'invagination et en la maintenant par un fil
d'argent. Il donne néanmoins son observation comme
un cas d'opération de Gerdy. Nous n'avons pas vu que
Gerdy ait jamais cherché à faire la suture des piliers;
quoi qu'il en soit, le malade dont il s'agit garda sa suture
pendant sept jours, après lesquels le scrotum restait
très adhérent dans le canal. Il fut revu guéri un an
après.

2° Le second procédé de Wood, qui a été le plus employé, consiste dans la dénudation du sac, son invagination et dans la suture des piliers, après quoi, il exerce
pendant quelque temps une légère pression sur tout le
canal. Voilà comment il opère : il incise la peau du scrotum vers le fond du sac, dans une étendue d'un pouce
à un pouce et demi, il la sépare dans une étendue de
quelques centimètres de la face externe du sac; puis,
avec le doigt, il invagine le sac dans l'anneau ; cela fait,
une aiguille à manche, portant un chas près de sa
pointe est menée le long de l'index enfoncé dans le canal résultant de l'invagination et traverse toutes les
parties en y comprenant le pilier interne de l'anneau.
Un fil métallique est engagé dans le chas de l'aiguille
qu'on retire et le fil la suit du côté du scrotum.

Une seconde piqûre est faite de la même manière, mais
de façon à ce que l'aiguille traverse le pilier externe.
On passe dans le chas l'extrémité du fil libre du côté de
l'abdomen et on la retire avec l'aiguille de façon à avoir
une anse en avant de l'anneau et deux chefs sortant
du côté du scrotum. On engage ces extrémités dans
l'anse et on les rapproche en interposant entre elles et

la peau un cylindre de toile qui comprime l'anneau inguinal (1).

Le fil est enlevé du septième au dixième jour. La compression est maintenue pendant environ un mois; puis, le malade est renvoyé avec un bandage qu'il doit porter pendant plusieurs mois.

Toutes les observations que nous avons pu recueillir se ressemblent, nous nous contenterons de les résumer dans un tableau.

Mais nous ferons remarquer que, sans partager l'enthousiasme de Gant, qui lui accorde la sécurité d'une opération entièrement sous-cutanée (2), il est incontestable que cette méthode compte de nombreux succès et fort peu d'accidents. M. le professeur Tilanus dit, dans son mémoire déjà cité, que 250 cas ont été traités par Wood par invagination et suture sous-cutanée et qu'il n'a eu que 3 décès, selon un citation récente du médecin autrichien Wölfler; et lorsque la méthode était en expérimentation en Allemagne, le D⁻ Sundberg, d'Amérique, publiait une note (3) dans laquelle il disait que 97 hernieux avaient été traités d'après la méthode de Greensville Dowel avec 81 succès, sans aucun accident grave pour les malades.

Field (4) a apporté une très légère modification à l'opération de Wood, il conseille de réséquer une por-

(1) 1º Wood, loc. cit.

    2º Holmes. A Treatise of Surgery, p. 629, 1878.

    3º Malgaigne. Med. opér., 2º édit., t. II, p. 380.

(2) Gant. The science and Practice of Surgery, 1871.

(3) Centr. für d. med. Wissenschaften, 1877.

(4) Une modification de l'op. de Wood pour la cure rad., par A.-G. Field. de Brighton, Med. Times, and Gaz., janvier 13

tion circulaire de la peau du scrotum au niveau de l'anneau, de façon à amener là une cicatrice qui aide les
piliers à supporter le choc de l'intestin.

Mais la plus favorable modification qu'on y ait apportée est l'emploi du pansement antiseptique qui per-
met une prompte réunion des parties avivées et par là
donne plus de solidité à l'occlusion.

Les sutures superficielles sont faites au catgut.

Quant au résultat définitif, il serait de 65 à 70 0/0
sans compter les cas douteux et incomplets. Ce pour
100 serait tiré de cas non choisis, hernies directes ou
obliques, bonnes ou mauvaises, beaucoup présentant
quelques complications; quelques-unes étaient énormes
et avaient déjà été traitées par quelque autre méthode
opératoire (1).

M. le professeur Wood a aussi employé sa méthode
à la suite de l'opération de la hernie étranglée. Dans
ce cas, il fait souvent la suture et l'excision du sac,
puis la suture des piliers. Il tâche de traverser le
moignon du sac ou de l'épiploon avec le fil qui assure la suture des piliers, puis il fait la suture super-
ficielle avec du catgut. Il s'entoure d'ailleurs de
toutes les précautions antiseptiques qui sont, comme l'a
fait remarquer M. Lister au congrès d'Amsterdam
(1879), très difficiles à prendre par la région inguinale.
Pour cela, il faut employer la ouate phéniquée en
grande quantité et une très large pièce de gaze phéniquée maintenue par une double spica et qui ne laissera
passer que le pénis par une ouverture qu'on y prati-
quera dans ce but.

(1) Gant, 1871. Loc. cit.

Nous avons aussi présenté, dans un tableau, les quelques observations que nous avons recueillies. Nous regrettons de n'en pouvoir fournir davantage, étant connu que Wood a opéré 250 hernies ; mais, malgré nos recherches nous n'avons pu savoir où ces observations avaient été publiées.

Dans le cas de hernie étranglée, l'opération devient d'ailleurs, à peu de détails près, semblable à celle qui est le plus souvent pratiquée en Allemagne et que l'on trouvera décrite dans le chapitre suivant. Nous n'y insisterons pas davantage.

Nous en aurons fini avec les méthodes anglaises quand nous aurons décrit un procédé imaginé par M. Henry Thomson et qu'il a employé en 1861 (1).

Il fait au devant de l'anneau externe un pli transversal comme lorsqu'on opère la hernie étranglée et il excise par deux coups de scalpel une portion triangulaire de ce pli, la base du triangle étant dirigée en haut ; ceci produit naturellement une surface ovale ou losangique dépourvue de peau. On invagine cette surface saignante, et la traction que l'on est obligé de faire pour suturer la peau suffit pour maintenir le contact des surfaces invaginées.

Nous n'avons trouvé qu'un cas dû à ce procédé et il n'a pas été suivi. Nous le considérons cependant comme incapable d'amener une guérison définitive ; mais il est d'une exécution facile et sans doute assez peu dangereux.

(1) Lettre de M. H. Thomson sur la cure rad. des hernies. Med. Times and Gaz., janvier 1861.

Hernies non étranglées opérées par la méthode de Wood. — Invagination du sac dénudé.
Suture des piliers.

N°s	Opérateurs.	Sexe et âge.	Variété de la hernie.	Date.	Résultat primitif.	Résultat définitif.	Source littéraire.
1	Wood............	M. 22.	Hern. ing. droite da-tant de 2 ans.	1861	Guérison.	Non revu.	*Medical Times and Ga-sette.* 1861.
2	Wood............	M. 31.	Hernie ing. datant de 3 ans.	1865	Guérison en 1 mois.	Id.	Lancet. 1866.
3	Ch. Steele.........	M. 8.	Hernie ing. congé-nitale à gauche.	1874	Guérison en 3 sem.	Récidive après 6 mois	*British medical Jour-nal.* Janvier 1874.
4	»	Même malade.	Suture des piliers au catgut.	»	Guérison en 3 sem.	Revu guéri un an après.	»
5	Hill..............	M. 23.	Hernie ing. droite.	1868	Guérison en 1 mois.	Revu guéri un an après.	Lancet. Aug. 1869.
6	Cowel............	M. 4.	Hernie inguinale.	1877	Guérison en 2 mois.	Non revu.	Lancet. 1877.
7	Wood............	M. 3.	Hernie ing. congé-nitale.	1877	Guérison.	Id.	Lancet. 1877.
8	Buchanan	M. 57.	Hernie ing. droite.	1878	Guéris. en 15 jours.	Id.	*Glasgow medical Jour-nal.* 1878.
9	Buchanan	M. 6 m.	Hernie ing. cong. gauche.	1879	Guéris. en 15 jours.	Revu 3 mois après.	*British medical Jour-nal.* 1879.
10	Heine............	M. 4 ans.	Hernie ing. congé-nitale.	1875	Guérison.	Non revu	*Centr. für Chir.* 1875, p. 271.
11	G. Whyte.........	M. 10.	Hernie ing. droite énorme cong.	1878	Guérison.	Revu guéri 2 ans après.	*British medical jour-nal* 25 déc. 1880.
12	» »	Même malade.	Hernie ing. gauche.	1878	Guérison.	»	»

Hernies étranglées, opérées après la réduction de l'intestin par la méthode de Wood.

N°	Opérateur.	Sexe et âge.	Variété de la hernie.	Date	Opération.	Résultat primitif.	Résultat définitif.	Source littéraire.
1	♂. Mason....	M. 2 ans 1/2.	Hernie ing. droite volumineuse.	1869	Sutures à la soie. Résection. Compression.	Guéri en 1 mois.	Revu guéri 5 m après.	Lancet. 1870.
2	J. Hill......	M. 59.	Hernie ing. gauche irréd. Ent. Epipl.	1871	Division de l'épiploon. Suture du sac.	Guéri.	Cicatrice très solide.	Lancet. 1871.
3	Holthouse ...	M. 32.	Hernie ing. gauche depuis 6 ans.	1873	Suture des piliers au catgut phén. Suture superfic. arg.	Guéri en 6 semaines.	Id.	Lancet. 1873.
4	Wood.......	M. 31.	Hernie cong. ing. droite.	1873	Suture métallique des piliers.	Guéri en 1 mois.	Inconnu.	Lancet. 1873.
5	Wood......,	F. 50.	Hernie crurale gauche dat. de 5 ans.	1877	Ligature du sac. Résection. Suture des parties voisines.	Guéri en 5 semaines.	Id.	Lancet, 1877.
6	Dunlop......	F. 46.	Hernie inguinale.	1879	Suture du sac et des piliers.	Guéri en 2 mois.	Revu guérie 2 m après.	Lancet. 1879.

CHAPITRE III

MÉTHODE ALLEMANDE.

SUTURE OU LIGATURE ET EXCISION DU SAC.

Nous avons appelé cette méthode, méthode allemande parce que c'est par les chirurgiens allemands qu'elle a surtout été mise en pratique. Elle est caractérisée par l'application scrupuleuse du pansement antiseptique et c'est le point qu'il ne faut pas perdre de vue. « L'opération de la cure radicale de la hernie va légitimement reprendre son rang dans la chirurgie active, à la fois pour la sécurité acquise par la méthode et pour la possibilité d'appliquer sans remords des méthodes commodes, larges, réellement efficaces. » Ainsi s'exprime M. Lucas Championnière (1).

Astley Cooper (2) pratiqua une fois une opération qui se rapproche beaucoup de celles adoptées aujourd'hui. Il fit l'ablation de la totalité du sac après l'avoir rapproché par des points de suture. La plaie se trouva guérie le dixième jour et un mois après, la femme qui était l'objet de cette observation se trouva affectée d'une hernie presque aussi volumineuse que la première. Quand on réfléchit, ajoute-t-il, que l'ouverture des parois de l'abdomen conserve après cette opération la même éten-

---

(1) Chir. antiseptique, 2ᵉ éd., 1880.
(2) Anatomy and surgical treatment of ing. and cong. hernia, London 1804, p. 275.

due qu'auparavant et que le péritoine est encore le seul
obstacle qui s'oppose à la reproduction de la hernie, il
ne paraît pas probable que cette membrane si exten-
sible puisse empêcher la réapparition d'une hernie dont
elle n'a pu prévenir la formation primitive. Boyer (1),
si sévère pour toute intervention, dit pourtant : « Il
est un cas où les adhérences peuvent empêcher la récidive, c'est lorsqu'une portion d'épiploon, ayant été laissée en dehors du ventre, a contracté des adhérences
non seulement avec les lèvres de la plaie, mais aussi
avec le col du sac herniaire et par son intermédiaire
avec le sac lui-même. »

Nous avons donné l'opinion de ces auteurs, parce que
nous croyons qu'on a trop tenu compte de l'innocuité
relative de l'opération et pas assez de ses résultats définitifs.

C'est en 1876 que l'on commence à faire l'opération
avec toutes les précautions de la chirurgie antiseptique.
Un des premiers cas publiés est celui du Dr John Chiene,
d'Edimbourg.

Voilà cette observation résumée :

OBSERVATION I.

Femme de 43 ans. Hernie gauche volumineuse existant depuis 4 ans
et n'ayant jamais été réduite (15 cent. de haut. sur 10 de large). Il y
avait 330 gr. de liquue dans le sac. C'était une hernie crurale conte-
nant des masses épiploïques adhérentes entre elles. Pas d'anses intestinales, mais la communication avec l'abdomen existait bien. L'épiploon fut lié par petites portions avec du catgut préparé à l'acide chro-

(1) T. VIII.

mique. Quinze ligatures. La masse épiploïque fut coupée. Le sac fut réséqué et ses parois suturées au catgut. 2 tubes à drainage et suture de la plaie toujours au catgut. Pas de fièvre. Le 21° jour, cicatrice solide. Revue 4 mois après sans récidive, elle portait un léger bandage (1).

M. Chiene a déjà plusieurs fois appliqué son procédé avec succès, dans des conditions analogues. M. Lucas Championnière dit avoir suivi cette conduite, en profitant de la kélotomie, pour une hernie crurale gauche étranglée, accompagnée d'une masse épiploïque plus grosse que le poing. Seulement, il a fait des sutures profondes avec du fil d'argent. Guérie en trois semaines, la malade fut revue plusieurs mois après sans récidive.

Il a eu l'occasion d'employer de nouveau le même procédé sur une femme de 60 ans qui se levait au bout de trois semaines, et portait un bandage.

M. le professeur Trélat croit aussi que c'est dans le cas de grosses hernies épiploïques irréductibles que la cure radicale peut être tentée, et il pense même soumettre à ce traitement un malade de son service. C'est la rapide agglutination des parties suturées qui assure, à son avis, le succès. Les longues suppurations sont très défavorables à l'occlusion de la porte herniaire. (Communication verbale.)

Procédé de Nussbaum (2). (de Munich.)

La même année (1876) Nussbaum publie son procédé. L'intestin fut d'abord vidé au moyen d'un purgatif, on

(1) Journ. de med. et de chir. prat., 1876, n° 10, 380.
(2) Ein neues Heilverfahren bei hernien. Wiener med. Press., 1876, n° 11.

endormit alors le malade, la hernie fut mise à nu, séparée du testicule et du cordon spermatique et le contenu du sac fut refoulé dans l'abdomen.

Une suture en surjet avec du catgut fut appliquée sur le collet aussi haut que possible, on excisa le sac à un centimètre environ de cette suture qui fut repoussée aussi dans la cavité abdominale et l'on ferma la plaie avec la soie antiseptique. Pansement de Lister.

Le résultat fut excellent : aucun accident. La plaie guérit très promptement et elle ne l'était pas encore que déjà le calibre du canal inguinal et l'ouverture formée par les piliers s'étaient considérablement rétrécis.

Ludwig Mayer publia en 1877 (1) deux cas opérés par la méthode de Nussbaum, l'un d'eux fut suivi de mort.

Obs. II. — Hernie inguinale droite datant de plusieurs années, chez un homme de 41 ans.

A la fin de juillet 1876, excision du sac après dissection du cordon spermatique et du testicule dans l'anneau inguinal aussi haut que possible après avoir suturé le collet avec des fils de catgut. Hémorrhagie insignifiante. Pas de ligature de vaisseau. Le malade, très déprimé par l'onanisme, succomba le 6 août à une gangrène du scrotum et de la paroi abdominale. A l'autopsie, on trouve, outre les lésions de la gangrène, un exsudat purulent de la plèvre droite. Au-dessus de l'anneau inguinal interne existait une cicatrice péritonéale très adhérente. Malgré l'issue fatale, dit l'auteur, ce cas est en faveur de l'opération, car il n'existait pas de péritonite et il s'était formé une solide cicatrice du péritoine.

(1) De l'excision du sac herniaire, d'après Von Nussbaum, par Dr Ludwig Mayer, Cent. fur chir., t. IV, 1877, p. 347.

Obs. III. — Volumineuse hernie épiploïque irréductible, chez une femme de 45 ans.

Ligature du collet du sac dans l'anneau inguinal aussi haut que possible avec un fort fil de catgut.

La plaie cutanée est réunie avec des fils d'argent dans la profondeur et des fils de catgut superficiellement. Pansement de Lister. Pas de fièvre. Guérison en 18 jours. Par précaution, elle doit porter un bandage quelques semaines encore.

C'est cette même année que Czerny et Schede publient leurs premiers résultats que nous reproduisons presque entièrement, parce qu'ils ont été le point de départ de toutes les opérations faites depuis.

Le sac herniaire, dit Czerny (1), doit être d'adord découvert, puis lié après réduction de son contenu ; ou bien il faut le séparer des parties environnantes, le réséquer au niveau du collet et le fermer avec du catgut, comme l'a fait Nussbaum. Il faudrait ensuite rétrécir la porte de la hernie directement et pour cela, faire une sorte de suture en lacet qui unirait les deux piliers de l'anneau inguinal. Enfin la plaie cutanée devrait être également recousue avec du catgut.

Cette opération n'est indiquée que dans le cas de hernie volumineuse et irréductible.

Voyons dans ses observations comment il a résolu le problème qu'il s'était proposé.

(1 Etudes sur la cure rad. des hernies par Czerny. (Wiener medizinische Wochenschrift, 1877, n° 21, 22, 23, 24 et 25.)

Obs. IV. — Clinique de Fribourg.

Homme de 36 ans, journalier; hernie inguinale directe gauche datant de l'âge de 6 ans. — Depuis 2 ans (il n'en avait pas souffert
jusque-là et ne portait pas de bandage), il éprouve fréquemment de
violentes douleurs dans sa hernie et s'aperçoit qu'elle ne rentre plus
complètement. On trouve dans la bourse gauche une tumeur grosse
comme les deux poings. Le contenu en est formé principalement par
l'intestin qui, dans le *decubitus*, se laisse facilement réduire. Il restait
cependant un cordon de la grosseur du doigt qui appartenait vraisem-
blablement à l'épiploon.

La porte de la hernie était pénétrable à trois doigts. A droite, hernie inguinale commençante. Un bandage double maintenait aisément
l'intestin réduit, mais la pression de la pelóte était si douloureuse,
que le malade était hors d'état de travailler. Je lui proposai une opération qu'il refusa. Le 7 janvier, il revient demandant à être opéré. On le
prépare à l'opération par la diète de soupe, les bains, le repos au lit,
l'huile de ricin et les lavements.

Le 12 janvier 1877, après désinfection du champ de l'opération à
l'aide d'acide phénique pulvérisé, une incision de 8 centimètres est faite
à la peau et le sac est mis à nu.

Après réduction de l'intestin on cherche à dégager le sac des parties
qui l'entourent, ce qui ne se fait qu'avec peine. On ouvre le sac, l'intestin est encore une fois réduit et le cordon épiploïque qui adhérait
au fond du sac est lié avec un fil épais de catgut, puis coupé et repoussé
dans la cavité abdominale. On peut alors se convaincre que le sac
possédait un diverticule assez grand qui s'était logé entre les éléments
du cordon spermatique et ne put être dégagé qu'avec beaucoup de
peine. Il fallut lier quantité de vaisseaux. Après isolement complet
du sac, il fut coupé au niveau du collet et cousu avec une suture de
pelletier en catgut ; après quoi il se retira derrière la porte herniaire.
Ensuite l'incision cutanée fut prolongée en haut et en dehors assez loin
pour que la porte de la hernie fut découverte. Avec l'index gauche je
renversai les restes du fascia de Cooper dans la porte de la hernie et
cherchai à tendre le plus fortement possible sur la pulpe du doigt
tournée en avant, les piliers de l'anneau. Près de l'angle supérieur et
externe de l'anneau, on perfora de dedans en dehors les deux piliers
avec deux aiguilles courbes, dans lesquelles avaient été mises les extré-

mités d'un long et épais fil de catgut ; puis les extrémités du fil furent
attirées, croisées et passées avec les aiguilles à travers les piliers plus
bas que la première fois. Cette manœuvre fut répétée une troisième
fois, et l'on put alors rétrécir la fente du canal, assez pour que l'on
pût à peine y introduire l'extrémité du doigt. Les extrémités du fil furent
liées avec trois nœuds simples superposés, et coupées court. On lava
la plaie avec une solution phéniquée au 1/50 ; on introduisit deux
drains, l'un en haut, l'autre en bas et l'on pratiqua six points de suture
à la peau. Le bandage de Lister entourait tout le scrotum, les régions
hypogastrique et inguinale, présentait une fente pour le pénis et fut
fortement fixé avec de l'ouate phéniquée et des tours de spica.

Dans les deux premiers jours le malade prit de l'opium. Le 14 janvier on changea le pansement pour la première fois, la suture cutanée
et les drains furent enlevés le 16 et le 18. — Le 16 au soir, la température s'éleva à 38°, et à partir du quatorzième jour redevint normale.

Dans la quatrième semaine, la température s'éleva à 38°,5 par suite
d'un abcès au scrotum dont l'ouverture fut suivie d'une chute rapide et
définitive. La guérison parfaite exigea 47 jours et 17 pansements. Le
nombre des pansements ne fut si grand que parce que le malade eut de
l'eczéma phénique et dérangeait les bandages en se grattant.

Le bas-ventre ne fut jamais sensible. Dès le cinquième jour on put
permettre des repas de viande, après avoir provoqué une évacuation
par l'huile de ricin. A partir de ce moment une selle eut lieu régulièrement tous les deux jours. A la fin de février, le malade put se
lever ; pour le faire, il portait son ancien bandage double. On sentait
encore un cordon cicatriciel le long du cordon spermatique. Dans la
région de la porte herniaire se trouvait du tissu cicatriciel résistant,
dans lequel le doigt ne pouvait pénétrer. La propulsion dans la toux
correspondait à celle qu'on observe dans une région inguinale normale.

Pour plus ample observation, on retint le malade jusqu'au 25 mars.
L'état à la sortie était le suivant: Les deux bourses étaient d'égale
grosseur ; la cicatrice linéaire était dans la région inguinale gauche un
peu rétractée, mais solide ; on ne sentait pas à ce niveau de propulsion
dans la toux, mais un léger choc un peu en haut et en dehors de ce
point. Dans la station et la toux, on ne percevait aucune impulsion des
intestins. A droite, hernie commençante. De ce côté le bandage lui fait
un peu mal, et le malade serait prêt à se faire opérer si je ne l'en dis-
suadais.

Czcerny conclut de ce fait qu'il faut découvrir le sac et le séparer des parties environnantes, s'il n'est pas fortement adhérent; dans le cas d'adhérences solides il faut le laisser.

Observation V.

R. G. 45 ans, brasseur, ci-devant cavalier, remarqua il y a 25 ans, après une longue chevauchée, là sortie d'une hernie droite, qui, de 1858 à 1866, fut maintenue par un bandage. A partir de 1866, comme il était gêné, il n'en porta plus. Dans les efforts, la hernie prenait des proportions de plus en plus volumineuses, mais dans le repos au lit. elle semble s'être plusieurs fois réduite d'elle-même. Dans le travail, le malade n'en était pas très gêné.

Le 28 novembre 1876 il entre à la clinique de Fribourg pour une fracture de l'épicondyle de l'humérus droit qui guérit bientôt. Comme il fut témoin du cours favorable, du cas précédent et que sa hernie grossissait toujours. il demanda à être opéré bien que je ne pusse pas lui promettre autre chose, si ce n'est qu'après l'opération, il pourrait porter un bandage.

La tumeur herniaire était longue de 18 cent., large de 9 cent. ; par la pression on pouvait la rapetisser de moitié. Le contenu en était principalement formé par les intestins. La porte herniaire était de 4 cent. et haute de 3 centimètres. Le cordon spermatique était situé derrière la hernie et un peu épaissi. Le testicule et l'épididyme droits étaient augmentés de volume et un peu indurés. L'induration du testicule devait provenir d'une contusion.

Après la préparation habituelle (comme dans le premier cas), on fait une incision cutanée de 10 cent. environ, le sac est disséqué et mis a nu. La paroi antérieure adhérait par endroit à l'intestin ; aussi fallut-il l'ouvrir avec précaution. Une anse de l'intestin grêle se laissa facilement dégager et réduire ; au contraire, une anse du gros intestin resta ; elle était grossie et adhérente au sac par des masses résistantes de tissu cellulaire.

La séparation de l'intestin d'avec le sac prit beaucoup de temps. Six ligatures de catgut durent être posées sur les pseudo-membranes adhérentes à l'intestin et à travers lesquelles sa surface apparaissait rugueuse et sanglante.

L'anse intestinale adhérente et plissée transversalement put être dépliée par une traction légère, et après nettoyage soigneux, ramenée dans la cavité abdominale. On pouvait cependant avec le doigt sentir nettement que l'intestin dans la cavité abdominale adhérait à la paroi. On n'excisa du sac qu'un morceau elliptique correspondant au bord de l'incision ; puis le collet du sac fut lié avec du catgut. La porte de la hernie fut cousue avec trois points de suture isolés (suture en bouton). La fermeture ne paraît pas aussi exacte avec ce procédé qu'avec la suture de corset. Après avoir lavé la plaie avec de l'eau phéniquée à 5 p. 100, la peau fut recousue, puis un drain fut introduit au fond du sac et un second qui pénétrait jusque dans la région de la porte herniaire en dehors du sac. Vessie de glace, opium diète liquide.

Dans la nuit qui suivit l'opération, des vomissements eurent lieu, le bas-ventre fut sensible à la pression, en bas, à droite pendant deux jours. Le troisième jour, la température s'élève à 38°5 ; à partir du cinquième jour, elle redevient normale. La respiration ne dépasse pas 20, le pouls 82. On ôta les fils le cinquième jour, les drains le vingt-et-unième. La plaie ne se cicatrisa pas par première intention ; mais elle se nettoya en peu de temps. Eczéma phénique intense.

Les selles se succédent régulièrement chaque jour à partir du quatrième ; et une diète plus généreuse put être permise dès ce moment. La guérison complète eut lieu après vingt et un jours et 4 pansements ; le long du canal déférent, on peut sentir une intumescence dure, qui, peu à peu, s'est amincie et provenait sans doute du sac.

Le 20 mars, il se leva pour la première fois, avec un bandage et un suspensoir. La propulsion était plus faible à droite qu'à gauche. A la sortie, le 27, la bourse droite était encore un peu plus grosse que la gauche ; on pouvait sentir le long du cordon spermatique une corde de la grosseur du petit doigt. La cicatrice était linéaire, encore un peu épaissie. Dans la station et la toux, les intestins n'apparaissaient pas. Par prudence, je lui conseillai de porter encore un bandage et un suspensoir.

Le 15 avril, la cicatrice était encore d'un rouge bleu, la propulsion dans la région inguinale était normale. Il dit ne s'être jamais senti aussi bien portant.

Czerny estime que l'on ferait bien d'irriter la surface

interne du sac après la ligature du collet, avec parties égales d'acide phénique et d'alcool.

Cette idée a été mise en pratique par Risel.

Dans trois cas, le sac fut, après isolement, ouvert de façon à ce que l'index put pénétrer aisément dans la cavité, pour s'assurer de sa vacuité. Puis on posa une ligature lâche au catgut, le plus haut possible autour du collet. La ligature a pour but d'empêcher la pénétration dans la cavité abdominale de la solution phé· niquée à 5 0/0 que l'on injecte dans le sac, ainsi que des sécrétions pathologiques qui pourraient se produire. Drain, suture, pansement antiseptique. Issue favorable dans tous les cas. Risel ne veut pas garantir la guérison définitive, mais il compte avoir eu des adhérences solides et durables, avec froncement du sac. (Centr. für Chir. T. IV 1877, P. 619).

Le succès dans les deux cas précédents a engagé Czerny à tenter l'opération pour une hernie scrotale réductible chez un enfant, chez lequel on n'avait pu obtenir la guérison par le repos au lit et un bandage.

OBSERVATION VI.

N. R.. , 10 ans. Enfant amaigri, portant des traces de rachitis ; hernie inguinale droite, datant de la naissance ; en outre petite hernie ombilicale. Dès qu'on le laisse se lever, la hernie s'échappe au-dessous du bandage. Constipation fréquente. Il entre à la clinique le 17 février 1877.

La tumeur est longue de 12 cent.; large de 8; dans le décubitus elle se laisse réduire assez facilement et entièrement en apparence. L'index peut facilement pénétrer dans l'anneau.

Le 21. L'opération est faite après la préparation habituelle. Le sac était très mince. Ne pouvant réduire le contenu, j'ouvris le sac. Il s'y trouvait deux anses de l'intestin grêle, dont l'une, la partie la plus inférieure de l'iléon, avait entraîné le cæcum avec son appendice. Ces derniers étaient fortement adhérents au sac et ne peuvent être réduits malgré beaucoup d'efforts. La difficulté était d'autant plus grande que l'enfant endormi faisait continuellement des efforts de vomissement qui refoulaient en avant l'intestin grêle. J'élargis avec les ciseaux la porte de la hernie d'un centimètre environ, et pus faire rentrer le cæcum avec son revêtement péritonéal. La partie isolée et extérieure du sac fut coupée au niveau du collet et cousue avec du catgut au moyen de la sutur du pelletier, après quoi la ligne de suture se retira derrière la porte herniaire. Ensuite je pratiquai la fermeture de la porte herniaire avec la suture de corset, comme dans le premier cas et la fermeture de la plaie cutanée avec sept boutons de catgut. Deux drains.

Le premier jour, vomissement léger, ventre un peu ballonné et sensible à la pression. Le 26 après un lavement, selle abondante et soulagement notable. Plus tard, une légère diarrhée nécessite un changement plus fréquent de pansements. On enlève les fils, le troisième et le cinquième jour, le drain le dixième. Le soir, la température s'élève à 39° 5, en même temps se produisit un fort œdème des parties génitales Le cinquième jour une incision au scrotum évacue une quantité de pus séro-sanguinolent. Les phénomènes fébriles et inflammatoires cessèrent alors.

Pendant les douze premiers jours, le pansement dut être changé tou les jours, plus tard, tous les deux ou trois jours.

Le 24 mars on ôta le deuxième drain de la plaie presque fermée; à partir du 9 avril, l'enfant se leva avec un bandage.

Le 22. Cicatrice linéaire de 5 cent.; l'épididyme gauche un peu augmenté de volume, mais indolore; on peut pénétrer dans la porte avec le bout du petit doigt. La propulsion est notablement plus faible que du côté sain, bien que l'enfant se promène toute la journée. La cicatrice est d'un rouge pâle.

Le résultat obtenu dans les trois premiers cas dépassaient, dit le professeur d'Heidelberg, mon attente. La crainte qu'inspiraient l'ouverture du sac et la dénudation de l'intestin se montra vaine, grâce à une pratique sévère du procédé de Lister. Les phénomènes fébriles reconnaissaient évidemment pour causes des processus inflammatoires du côté des bourses. Les malades pouvaient après la guérison de la blessure se lever, tousser, sans que la hernie réapparût. La propulsion, dans la toux n'était pas plus forte que chez des hommes normalement bâtis. Les trois malades pouvaient après l'opération bien supporter le bandage et étaient reconnaissants des avantages obtenus. Je ne leur promis que la possibilité de maintenir la hernie à l'aide d'un bandage. Ce succès m'encouragea à tenter la cure radicale d'une hernie libre, qui se laissait maintenir par un bandage, mais qui avait déjà donné lieu à des phénomènes d'étranglement. Il s'agissait ici d'obtenir une cure radicale le plus durable possible, et je ne puis nier que je ne suis pas sans inquiétude au sujet de la durée de mes cures radicales, parce que je ne me fie pas au catgut. Il se ramollit au bout de peu de temps à l'intérieur du corps, devient friable et se résorbe (1).

Bien que la réunion des deux piliers de l'anneau se produise, la substance intermédiaire n'est formée que de tissu cicatriciel, qui n'est pas en état de résister longtemps à une pression persistante. Comme l'a dit Billroth : si nous pouvions produire artificiellement des tissus présentant la solidité et la résistance des fascias et des tendons, le secret de la cure radicale des hernies serait trouvé.

Il ne pense pas que les fils métalliques employés par J. Wood puissent supporter une pression prolongée,

---

(1) Au congrès d'Amsterdam 1879, M Lister exprima les mêmes craintes et conseilla de se servir d'un catgut assez peu résorbable pour qu'il puisse résister plusieurs semaines. Il fit aussi remarquer combien il est difficile de maintenir dans l'aine un pansement aseptique.

les arêtes tranchantes irritent mécaniquement et pro-
voquent tôt ou tard de l'inflammation.

D'après les expériences de Czerny la soie non désin-
fectée détermine en très peu de temps (de 2 à 6 jours)
la décomposition du liquide où elle est plongée (liquide
de Pasteur-Bergmann), par production de bactéries.
Un simple lavage ou même un séjour de plusieurs heures dans l'eau phéniquée à 5 0/0 ne suffisent pas, mais
si l'on a fait chauffer la soie pendant plusieurs minu-
tes dans l'eau phéniquée à 5 0/0, le liquide reste par-
aitement clair. Comme l'eau phéniquée à 5 0/0 irrite
assez fortement les tissus il faut plonger la soie avant
de s'en servir dans une solution plus faible, 2 1/2 0/0.

Obs. VII. — Opération radicale double.

R. G..., 28 ans, boulanger, est amené dans la nuit du 5 au 6 mars
1877, avec une hernie inguinale gauche étranglée, qui, dans sa plus
grande longueur, mesure 22 centimètres. Il avait déjà dans son enfance
une hernie gauche à laquelle il s'en ajouta une droite il y a 10 ans. Les
deux hernies étaient maintenues par un bandage. Il y a quelque temps,
le bandage s'est brisé et, à la suite d'un excès de table, l'étranglement
se produisit.

Après un bain chaud et dans la narcose, la hernie put être réduite.
Le malade, ayant déjà souffert d'encombrement fécal et de douleurs
dans sa hernie, consent à se faire opérer.

Avant l'opération, on note les faits suivants: par la pression la hernie
sortait à gauche de 13 centimètres environ, à droite de 10 centimètres
hors de la porte herniaire.

Des deux côtés on sent le cordon spermatique derrière la tumeur, les
deux hernies renfermaient en apparence de l'intestin et se laissaient
parfaitement réduire. L'épididyme droit était un peu épaissi; il existait un peu d'hydrocèle. Dans le pli fémoral gauche, cicatrice. Le 9
mars, on découvrit le sac par une incision de 10 centimètres. Le contenu
est réduit; le sac est séparé des parties environnantes, lié deux fois au
niveau du collet avec de la soie bouillie dans une solution phéniquée à

5 p. 100, puis réséqué au-dessous de la ligature. La porte de la hernie est fermée par une suture en corset trois fois croisée, pour laquelle on emploie la soie phéniquée. Quatre ligatures de vaisseaux avec cette soie sont coupées ras. La peau est cousue avec la même soie après introduction.

La hernie droite est opérée exactement de la même manière.

Les sacs réséqués contenaient, à gauche 460, à droite 140 cc. d'eau.

Durant les huit premiers jours, la température ne dépasse pas 38°,8. Le pansement n'est changé que tous les deux ou trois jours. Le bas-ventre ne fut jamais sensible ni ballonné. Le 16 il prit de l'huile de ricin et salit à ce point son pansement que l'état aseptique en fut troublé. La suppuration devint assez abondante et fétide. Le 20, température de 39°,3. Ce nonobstant, les plaies se couvrirent de bonnes granulations. Les 20 et 24 mars, les fils de la porte gauche et droite tombèrent. Le 11 avril, il fallut ouvrir un abcès de la bourse droite ; la fièvre tombe dès lors définitivement.

Le 20 avril, les plaies opératoires étaient définitivement fermées. Le 8 juin, le malade se présente à moi de nouveau. A droite, on ne voyait plus de hernie. A gauche, dans la toux apparaissait une tumeur de la grosseur d'un œuf de pigeon, qui était facile à maintenir.

La soie bouillie dans l'eau phéniquée ne s'est pas conservée dans ce cas. Toutefois Czerny ne renonce pas à l'idée de l'essayer encore, car ici le cours aseptique de la guérison fut troublé et dans les diverses autres observations il a observé l'organisation de cette soie phéniquée, mais tant que nous serons réduits à l'emploi du catgut pour les opérations radicales, il s'en tiendra à la règle de n'opérer que les hernies qui ne peuvent être maintenues par un bandage.

Ma méthode de traitement radical, dit-il, n'est pas une opération facile, la difficulté résulte principalement du rapport du contenu avec le sac et la réunion de la porte exige une exécution exacte et de l'exercice Elle ne doit être ni trop étroite ni trop lâche. Cette méthode a l'avantage de pouvoir être appliquée avec quelques modifications à d'autres hernies. On pourrait sans doute opérer de petites hernies ombilicales en découvrant d'abord le sac, en l'invaginant dans l'anneau ombilical, en suturant l'anneau puis la peau pardessus.

Nous donnerons encore les observations de Schede, publiées dans le *Centralblatt für Chirurgie* (1).

Observation IX.

Homme de 46 ans. Hernie inguinale double. La gauche difficilement réductible, la droite impossible à maintenir par un bandage.

Opération de la hernie droite le 18 avril 1877. Excision du sac avec ligature du collet avec un fil de catgut. Pas de drain. Suture de la peau. Pansement de Lister. Les deux premiers jours, légère élévation thermique due sans doute à l'influence du chloroforme, Réunion par première intention. Le huitième jour, plaie complètement guérie. Deux jours après, sortie du malade. En tout deux pansements seulement.

Observation X.

Le 11 mai, opération de la hernie gauche. Un morceau d'épiploon, gros comme une noix, et muni d'un assez long pédicule, adhérait au sac. L'épiploon et le collet sont liés et excisés. Suture et pansement comme ci-dessus. Le quatrième jour, l'angle de la plaie dut être réouverte pour donner libre cours à un petit dépôt de sécrétion séro-sanguinolente sans odeur. Élévation thermique plus considérable qu'après la première opération.

La température ne redevient normale que le dixième jour. Jusque là, la constipation et météorisation sans phenomènes péritonitiques.

Au scrotum, abcès de la grosseur d'une noix ouvert le 5 mai. Cicatrisation complète le 15 juin.

(1) Du résultat des opérations de cure radicale des hernies inguinales. (Cent. für Chir., 1877, p. 689).

Le 17 juin on pose un double bandage et le malade sort peu de jours après. Les deux orifices inguinaux étaient fermés et ne laissaient pas entrer le bout du doigt. Conseil de porter un bandage d'une façon permanente.

Observation XI.

Homme de 76 ans, reçu le 25 avril 1877. Depuis vingt ans hernie crurale double. La droite s'est étranglée il y a cinq jours. Iléus. Taxis irréductible. Opération le 26 avril. Ligature et extirpation du sac. Suture, pansement de Lister. Le même jour, selle. Prompte amélioration. Pas de réaction fébrile, mais guérison lente. Pas de première intention. La guérison n'est complète que le 28 juin. Le malade mourait au commencement d'octobre d'une autre affection. Au niveau de l'anneau intestinal, on constatait un resserrement superficiel du péritoine, mais on ne pouvait pénétrer dans le canal qui était comblé par du tissu cicatriciel résistant.

Observation XII.

Femme de 46 ans. Reçue l : 16 mai 1877. Hernie abdominale étranglée le 11 mai, siégeant à trois doigts au-dessus du milieu du ligament de Poupart. Opération. Ouverture du sac, débridement de la hernie qui n'est gangrenée en aucun point, ligature du collet, extirpation du sac. Suture, pansement de Lister Drainage de catgut. Mieux immédiat pas de réaction fébrile. Le 9 juin, guérison complète. Le malade sort avec un bandage. Orifice inguinal fermé.

Observation XIII.

Femme de 48 ans, reçue le 7 août 1877, Hernie fémorale gauche depuis dix-huit ans, jamais complètement réduite. Depuis vingt-quatre heures, phénomènes d'étranglements. Kélotomie. La hernie est formée d'un morceau d'épiploon gros comme un œuf de poule avec un mince pédicule, et d'une petite anse d'intestin grêle. Débridements, réduction. Opérations comme ci-dessus. Drain de gomme dans l'angle inférieur de

ja plaie. Lister. Pas de réaction locale ni générale. Première intention.
Cicatrisation complète le 1er septembre.

Le 5. La malade sort avec un bandage.

OBSERVATION XIV.

Homme de 41 ans, reçu le 5 juin 1877. Production subite d'une hernie inguinale gauche le 28 mai. Depuis le 30 mai pas de selle, pas de vomissements. Le taxis ne réussit que partiellement. Il reste une partie irréductible, probablement de l'épiploon. Amélioration, selles répétées. Tumeur herniaire toujours sensible.

Le 14 et le 15 juin, douleurs violentes et fluctuation dans la hernie. Etat général mauvais. Kélotomie. Le sac rempli de sérosité fétide, contient un morceau d'épiploon gangrené dont le pédicule est soudé au sac. Ablation de l'épiploon gangrené. Le sac est fendu dans toute son étendue, un drain épais est introduit par la porte herniaire dans l'abdomen. Lister.

Le 16 juin grande prostration, langue sèche; température 39,9. La sécrétion de la plaie est très fétide; complète décomposition ; on abandonne le Lister; irrigation continue de la plaie laissée grande ouverte avec de l'acide salicylique à 1/3 p. 100, procédé préférable à mon avis en pareil cas au pansement de Lister. Ouverture d'un abcès au scrotum. Chute complète de la fièvre au 20 juin. On enlève encore quelques parties gangrenées d'épiploon.

4 juillet. Le drain peut être retiré, le canal herniaire se remplit, comme la plaie, de bonnes granulations.

Le 18. Cicatrisation terminée. Fermeture solide du canal herniaire. Je conseille, malgré cela, le port d'un bandage.

OBSERVATION XV.

Homme de 31 ans, reçu le 10 août 1877. Depuis 1868 hernie inguinale droite maintenue jusqu'ici par un bandage. Elle est sortie la veille de l'admission et n'a pu être réduite. Douleurs, obstruction intestinale; vomissements. Taxis, réduction. Le doigt pénètre facilement dans la porte herniaire. On sent encore une masse molle élastique qui est prise pour le sac.

L'état général ne s'améliore pas. Le soir, dans un violent accès de toux, la hernie sort plus volumineuse. La nuit, vomissements fécaloïdes. Le matin du 16 août kélotomie.

La hernie consistait en une anse d'intestin grêle longue de 30 cent., et un morceau d'épiploon de la grosseur du poing. L'étranglement était produit par une bande fibreuse étendue en travers sur la porte herniaire. Il n'y avait pas de sac proprement dit, il s'agissait d'une persistance congénitale de l'appendice vaginal. La hernie était immédiatement superposée au testicule. Après réduction, j'extirpe l'épiploon, le pédicule est lié et avec une suture en catgut, fixé à la porte herniaire. La partie inférieure de la plaie cutanée est soigneusement fermée par la suture. Dans le tiers moyen et supérieur, j'unis au contraire de chaque côté le bord de l'incision de l'appendice vaginal avec la peau en forme de lèvre. Comme dans l'opération radicale de l'hydrocèle de Volkmann, drain dans le canal herniaire, Lister. Pas de réaction. Asepsie typique. Le drain est retiré le 13 août. Cicatrisation achevée le 10 septembre. Obstruction du canal herniaire.

Observation XVI.

Homme de 53 ans, reçu le 3 mai 1877. Depuis 1850, hernie scrotale gauche. Très volumineuse, irréductible depuis six mois. Depuis deux mois douleurs. Outre la hernie, il existait une volumineuse hydrocèle du cordon en forme de sablier, s'étendant jusqu'à l'abdomen. Opération radicale de la hernie par la méthode de Volkmann le 16 mai 1877. Le malade quitte l'hôpital le 23 août avec une fistule subsistante, mais s'irritant peu. Il revient le 10 septembre. La tumeur herniaire avait augmenté de volume et le mettait hors d'état de travailler. Il gardait encore une fistule de 2 centim. de profondeur environ, irréductible et tapissée de granulations mollasses. Opération radicale de la hernie le 12 septembre. Les anses intestinales adhéraient les unes aux autres par des pseudo-membranes très vasculaires et par du tissu conjonctif ancien très résistant et peu vasculaire. Il fallut deux heures pour les séparer. La réduction fut ensuite facile. Dans la partie supérieure de la plaie, près du canal inguinal et dans une étendue de 4 centimètres la peau et le sac furent unis en forme de lèvre. Le reste de l'incision cutanée est fermé par des sutures. Un drain de la grosseur du doigt est introduit par le collet du sac dans la cavité abdominale, fixé par une suture et coupé au niveau de la peau. Lister. Le soir, température 37,3, le lendemain, 38,8. Depuis elle reste normale. Elimination de quelques lambeaux nécrosés du collet du sac par pression, sensation au niveau des sutures.

Le 4 octobre. Le dernier morceau de drain est retiré. Deux jours après, le malade quitte le lit avec une petite plaie superficiellement bourgeonnante, portant un pansement simple et un suspensoir. On n'appliqua pas dans ce cas de bandage herniaire. La coalescence très solide du collet du sac, avec les parois du canal inguinal et son oblitération totale dans toute sa longueur rendent toute récidive impossible; les anses intestinales herniées constituaient par leur adhérence mutuelle et avec les points voisins de l'anneau inguinal un obstacle de plus. La fistule consécutive à l'hydrocèle se ferme peu de jours après la réduction de la hernie.

À la mi-octobre, l'état est le suivant : la plaie est cicatrisée, sauf une petite partie infundibuliforme bourgeonnante, le collet est remplacé par un cordon cicatriciel résistant et de la grosseur du doigt qui commence à l'anneau inguino-intestinal, remplit tout le canal intestinal et aboutit à la surface cutanée. Le sac est réduit à une masse dure, fibreuse, de la grosseur d'un œuf de poule. Du canal herniaire dans lequel on introduisait facilement trois doigts, il ne reste plus de trace. Le patient se trouve très bien et peut faire les plus grands efforts sans éprouver aucune douleur du côté de la hernie.

Dans toutes ces observations, on n'a pas fait la suture des piliers. Dans 5 sur 8 il s'agissait de hernies étranglées.

Le même procédé a été suivi par Gerartz (1).

OBSERVATION XVII,

Hernie inguinale difficile à maintenir. Un fort fil de catgut fut placé sur le collet du sac qu'on extirpa autant que ses adhérences avec les enveloppes du testicule et du cordon l'ont permis.

L'observation suivante est de Pauly (2).

(1) L'op. rad. des hernies par la méthode antiseptique. Inaug. diss. Bonn. Aug. 78, in, cent. f. Chir. 78, p. 762.
(2) Op. rad. des hernies. Cent. fur chir. 78, p. 201.

Observation XVIII.

Femme de 43 ans. Hernie inguinale gauche, depuis 13 ans, qui descend jusqu'à mi-cuisse. La réduction se fait complètement, mais non sans douleur. L'opération se fait suivant la méthode de Nussbaum, le 21 décembre.

Le 22. Vomissements 38-1. Tous les jours, pansement de Lister sec.

Le 23. Les bords cutanés de la plaie devenant noirs, on abandonna le pansement de Lister. La température ne dépassa pas 38,5.

Le 4 janvier. Elle redevient normale.

Le 22 février. La malade sort avec un bandage, il n'y a plus trace de hernie ni d'orifice inguinal.

L'observation suivante est intéressante parce que l'extirpation du sac n'a été que partielle.

Obs. XIX. — Operateur : Doutrelepont (1).

Ouvrier de 22 ans, ayant une hernie inguinale externe droite du volume d'un gros œuf d'oie, réductible, mais que le bandage ne peut contenir. Deux doigts pénètrent aisément dans l'anneau herniaire. Le patient réclame énergiquement une opération qu'on ne pratique qu'après avoir essayé infructueusement les laxatifs, le repos horizontal e un bandage, et après avoir averti le malade des dangers de l'opération.

Les téguments incisés, le sac herniaire est découvert et on essaye de l'isoler de toute part, mais on doit renoncer à l'extirper en totalité, parce qu'en arrière et en bas, il a contracté des adhérences très résistantes avec le cordon spermatique et avec les tuniques du testicule. Le collet du sac une fois décollé de l'anneau et attiré le plus possible hors du canal inguinal est lié avec un gros fil de catgut après que l'on se fut assuré que tout le contenu du sac était réduit. Puis on fendit le sac herniaire et on en excisa toute la portion des parois antérieures non adhérentes. Au-dessous de la ligature, on plaça de chaque côté trois

(1) De la cure radicale des hernies Soc. Bas-Rhér. des Sc. nat. et méd. de Bonn, 21 janvier 78, Berlin, Klin-Wochens, 14, p. 199, avril 1878.

sutures au catgut pour réunir à la peau la partie du sac laissée. Un tube à drainage fut introduit dans la portion inférieure du sac herniaire et les téguments furent suturés avec du catgut.

La fièvre fut très modérée, maximum 38,8. Aucune douleur. Au second pansement, on s'aperçut que la partie du sac suturée avec les téguments était en train de se gangrener, mais sans donner lieu à aucun symptôme. Pansement de Lister. Après six pansements, le 24ᵉ jour, le malade se leva avec un bandage.

Une des plus belles séries d'opération est celle de Socin de Bâle (1). Elle compte dix-sept cas, qui trouveront leur place dans des tableaux, mais que nous ne pouvons rapporter ici tout au long. Il se servit toujours de fils de soie au lieu de catgut. L'opération eut toujours les suites les plus simples. Pourtant quelques complications, érythème, abcès du scrotum, rétention d'urine retardèrent parfois la guérison qui fut obtenue au bout de quatre semaines en moyenne. La suture de l'anneau ne semble pas avoir été fort efficace ; dans deux cas sur quatre l'oblitération ne put être obtenue par ce moyen. Il conclut en disant que grâce au pansement antiseptique, l'opération peut être tentée, que si l'efficacité absolue de cette opération n'est pas démontrée, la cure paraît néanmoins possible et que l'opération, tentée dans ces cas, amène toujours un soulagement marqué des symptômes fonctionnels et une diminution de la hernie.

Nous ne prolongerons pas davantage cette énumération que rendent inutiles les tableaux suivants :

(1) Arch. für Klin, Chir., 1879, vol. XXIV, 3ᵉ fasc., p. 371.

Tableau I. — *Hernies non étranglées. — Suture ou ligature et excision du sac sans suture de l'anneau.*

Opérateurs.	Cas	Variété de la hernie.	Guéris.	Morts.	Résultat définitif.	Année.	Source littéraire.
Studsgaard	2	H. inhab.	1		Guéri.	1878	*Arch de med. Nord-Stockolm*, 78-79.
Id.		Epiplocèle	1		Id.	»	Id.
Riesel de Halle.	5	5 H. ing.	5		1 réc. apr. 2 m. et 4 guéris.	'76-77	*Centr. für Chir.* 1877.
Nussbaum	1	H. inguin.	1		Id.	1876	*Beil. zum. Bayer. Intell.*, 76-77.
Schede (Berlin).	7	Ing. droite.	1		Id.	1877	*Centr. für Chir.*, 1877.
Id.		Ing. gauche	1		Id.	»	Id.
Id.		Inguinale.	1		Id.	»	Id
Id.		Id.	1		Id.	»	Id.
Id.		Id.	1		4 mois.	1878	Rap. du prof. Tilanus, 1879.
Id.		Id.	1		Id.	»	Id.
Id.		Id.	1		Id.	1879	Id.
L. Mayer.	2	Id.	»	1	Gang. du scrot.	1877	*Centr. für Chir.*, 1877.
Id.		Ing. épipl.	1		Guéri.	»	Id.
Carl. Rossander.	1	Ombilicale.	1		4 mois.	1878	*Chir. antisep.* Lucas Champ., 1880.
Küster	1	Inguinale.	1		Guéri.	1877	Rap. du prof. Tilanus, 1879.
Dittel	1	Id.	1		Réc. ap. 6 mois.	»	Id.
Tilanus.	3	Crurale.	1		Réc. ap. 3 mois.	1878	Id.
Id.		Inguinale.	1		Réc. ap. 12 mois.	»	Id.
Id.		Id.	1		Guéri 12 m. ap.	1879	Id.
Goudoever Utr.	1	Crurale.	1		Guéri.	1878	*Centr. für. Chir.*, 1878.
Langenbeck.	4	Inguinale.		1	Hémor. interne.	1879	Rap. du prof. Tilanus, 1879.
Id.		Id.	1		Guéri.	»	Id.
Id.		Crurale.	1		Réc. ap. 6 mois.	1878	Id.
Id.		Id.	1		Guéri ap. 6 mois.	1879	Id.
Volkmann Halle	1	Inguinale.		1	Hémor. interne.	1878	Id.
Socin de Bâle.	4	Id.	1		Réc. ap. 2 mois.	»	*Archiv. von Lang* XXIV, 1879.
Id.		Ing. cong.	1		Guéri ap. 17 mois.	»	Id.
Id.		Inguinale.	1		Guéri ap. 14 mois.	1879	Id.
Id.		Id.	1		Guéri ap 6 mois.	»	Id.
Annandale.	1	Ing. et crur.	1		Peut porter un bandage.	1876	*Edimb. med. Journ* 1876.
TOTAUX:	34		31	3			

Tableau II. — Hernies non étranglées. — Suture ou ligature et excisiou du sac, avec suture de l'anneau.

Opérateurs.	Cas	Variété de la hernie.	Guéris.	Morts	Résultat définitif.	Année.	Source littéraire.
Czerny.........	11	Inguinale.	1		Réc. ap. 3 m.	1877	*Beitr. zur. Oper. Chir.*, 1878.
Id.	»	Id.	1		Id.	»	Id.
Id.	»	Id.	1		Réc. l'an suivant.	»	Id.
Id.	»	Ing. double.	1		Récidive gauche.	»	Id.
Id.	»	Id.	1		Récidive droite.	»	Id.
Id.	«	Inguinale.	1		Guéri.	»	Id.
Id.	»	Ing. double.	1		Id.	»	Id.
Id.	»	Inguinale.	»	1	Gang. de scrotum embolie.	1878	Rap. du prof. Tilanus, 1879.
Id.	»	Id.	1		Très-réduite.	»	Id.
Id.	»	Id.	1		Guéri.	1879	Id.
Id.	»	Ventrale.	1		R. guéri ap. 6 m.	»	Id.
Schede........	9	Inguinale.	1		R. guéri ap. 6 m.	1878	Id.
Id.	»	Id.	»	1	Chloroforme.	1879	Id.
Id.	»	Ing. cong.	1		Guéri.	»	Id.
Id.	»	Inguinale.	1		Id.	»	Id.
Id.	»	Id.	1		Id.	»	Id.
Id.	»	Crurale.	1		Id.	»	Id.
Id.	»	Id.	1		Id.	»	Id.
Id.	»	Id.	1		Id.	»	Id.
Id.	»	Ombilicale.	1		Id.	»	Id.
Hofmoxl.......	1	Inguinale.	1		Id.	1877	*English. Wiener. Klinik*, 1877.
Küster ...,....	3	Id.	»	1	Péritonite.	1878	Rap. du prof. Tilanus, 1879.
Id.	»	Id.	»	1	Pneumonie.	»	Id.
Id.	»	Id.	»	1	Abcès pararectal.	1879	Id.
Doutrelepont (Bonn).	1	Id.	1		Guéri.	1877	*Gerharts. Bonn.* 1878.
Weel..........	1	Id.	1		Id.	1878	*Centr. für Chir.*, 1878.
Billroth	1	Id.	1		Guéri ap. 10 m.	»	*Wiener med. Blätter*, 1879.
English de Vienne.	2	Id.	1		Guéri.	»	*Wiener. Klinik.*, 1878.
Id.	»	Id.	1		Id.	»	Id.
Weinlechner(de Vienne).	3	Id.	1		Guérie ap. 6 m.	»	*Wiener med. Blätter*, 1889.
Id.	»	Id.	»	1	Gangrène.	»	Id.
Id.	»	Crurale.	1		Récidive.	»	Id.
Maas de Fribourg.......	2	Ing. cong.	1		Id.	»	*Breslauer Aerzlt., Zeitsch.*, 76 n° 6.
Id.	»	Id.	1		Guéri.	1879	*Centr. für. Chir.*, 1878.
Pauly.........	1	Epiplocèle.	1		Id.	»	Rap. du prof. Tilanus, 1877.
Meulen Utrecht	1	Inguinale.			Id,	»	Id.
Langenbeck ...	1	Ing. cong.	1		Id.	1878	
Socin de Bâle..	3	Inguinale.	1		Guéri ap. 6 m.	1879	*Steffen. Ueb. rad. Oper. der hernien.* Wien, 1879.
Id.	?	Ing. cong.	1		Guéri ap. 13 m.	1878	Id.
Id.	»	Inguinale.	1		Gueri.	1879	Rap. du prof. Tilanus, 1879.
Uhde.........	2	Id.	1		Guéri ap. 12 m.	1878	Id.
Id.	»	Id.	1		Guéri ap. 6 m.	1879	*Centr. für Chir.*, 1877.
Riesel de Hall.	2	Id.	1		Guéri.	1877	Id.
Id.	»	Id.	1		Id.	»	
Totaux :	**44**		**38**	**6**			

*Tableau III.— Hernies étranglées.—Suture ou ligature et excision du sac,
sans suture de l'anneau.*

Opérateurs.	Cas	Variété de la hernie.	Guéris.	Morts.	Résultat définitif.	Année.	Source littéraire.
Schede........	9	Crurale.		1	Après 10 heures.	1878	Rap. du prof. Tilanus, 1879.
Id.		Id.	1		Guéri.	1877	*Centr. für Chir.,* 1877.
Id.		Ventr.	1		Id.	»	Id.
Id.		Crurale.	1		Id.	»	Id.
Id.		Inguinale.	1		Id.	»	Id.
Id.		Ing. conj.	1		Id.	»	Id.
Id.		Inguinale.		1	Collapsus.	1878	Rap. du prof. Tilanus, 1879.
Id.		Crurale.	1		Guéri.	1877	Id.
Id.		Id.	1		Id.	»	Id.
Tilanus........	1	Crurale.		1	Périt· par perfor.	1879	Id.
Langenbeck....	1	Inguinale.	1		Bandage.	»	Id.
Studgaart	1	Id.		1	Choc traum.	1878	*Centr. für Chir.,* 1878.
Küster	1	Crurale.	1		Guéri ap. 1 an.	1877	Rap. du prof. Tilanus, 1879.
Sachs	1	Inguinale.	1		Réc. ap. 3 sem.	1878	Id.
Socin.,........	8	Crurale.	1		Guéri ap. 16 m.	»	*Steffens. Ueb. rad. Oper. der hernine.*
Id.		Id.	1		Guéri ap. 11 m.	»	*Wien,* 1879.
Id.		Id.		1	Perfor. de l'int.		Id.
Id.		Id.	1		Guéri ap. 7 m. 1[2.	»	Id.
Id.		Id.	1		Guéri ap. 6 m.	»	Id.
Id.		Inguinale.	1		Guéri ap. 4 m.	1879	Id.
Id.		Crurale.	1		Guéri.	»	Id.
Id.		Id.	1		Id.	»	Id.
Rosenbach de Göttingue.	1	Inguinale.	1		Id.	1880	A. *Watson. Th. in.,* 1880. F.-M.-P.
Schultze.......	1	Crurale.	1		Id.	’	Id.
de Winiwarter.	4	Inguinale.	1		Guéri ap. 1 an.	1879	Cure rad. des hern. Liège, 1880 par O.
Id.		Id.	1		Guéri ap. 10 m.	»	*Delbastaillé.*
Id.		Id.	1		Guéri ap. 9 m.	»	Id.
Id.		Id.	1		Guéri.	»	Id.
Lucas Champ.	2	Crur. épipl.	1		Id.	»	Id.
Id.		Id.	1		Id.	»	*Chir. antisep.* 1880.
TOTAUX:	30		25	5			

Tableau IV.— Hernies étranglées.—Suture ou ligature et excision da sac,
avec suture de l'anneau.

Opérateurs.	Cas	Variété de la hernie.	Guéri.	Morts.	Résultat définitif.	Année.	Source littéraire.
Czerny.........	5	Inguinale.	1		Guéri.	1877	*Beiträge zum oper Chir.* 1878.
Id.	»	Id.	1		Id.,	»	Rapport du prof. Tilanus. 1879.
Id.	»	Id.	»	1	Convulsions.	1878	Id.
Id.	»	Id.	1		Guéri.	»	Id.
Id.	»	Id.	1		Mort 3 mois apr. de pneumonie.	»	Id.
Schede	8	Crurale.	»	1	Après 10 heures.	»	Id.
Id.	»	Id.	1		Guéri.	»	Id.
Id.	»	Id.	»	1	Septicémie.	»	Id.
Id.	»	Id.	1		Guéri.	»	Id.
Id.	»	Inguinale.	1		Guéri apr. 1 m.	»	Id.
Id.	»	Id.	1		Guéri.	»	Id.
Id.	»	Id.	1		Guéri apr. 1 m.	»	Id.
Id.	»	Id.	1		Guér. apr. 3 sem.	1879	Id.
Tilanus........	1	Crurale.	1		Guéri.	»	Id.
Weinlechner ...	2	Inguinale.	1		Réc. ap. 1 an.	1877	*Wiener med. Blät-ter.* 1879.
Id.	»	Crurale.	1		Guéri.	1878	Id.
English........	1	Inguinale.	1		Id.	»	*Wiener klinick.* 1878,
Küster.........	2	Id.	1		Guéri apr. 1 an.	»	Rapport du profess. Tilanus. 1879.
Id.	»	Crurale.	1		Guéri.	»	Id.
Socin.	2	Inguinale. Id.	1 1		Id. Id.	» »	Steffens. *Loc. cit.* Id.
F. Kœnig (Göt-tingue.......	1	Id.	1		Id.	1880	Watson. Th. inaug. 1880. F. M. P.
	22		19	3			

*Tableau V. — Opérations sur lesquelles nous n'avons pas de ren-
seignements suffisants pour les classer dans un des quatre tableaux précédents.*

Opérateurs.	Cas	Année.	Récid.	Guéris.	Morts.	Source littéraire.
Dittel de Vienne	1	1880	1	»	»	Com. par M. Delbastaille, de Liège.
Volkmann de Halle.....	1	»	»	1	»	Id.
Kottmann	2	»	1	1	»	Id.
Maas....................	2	»	»	2	»	Id.
Brick..................	4	1879	»	3	1	*Centr.fur Chir.*, 1880, p. 31. Id. p. 784.
Aly (1)................	11	1880	»	9	2	Hernies étranglées.
Von Wahl..............	4	»	»	2	2	*Israelsohn. th. inaug.*, 1880. clinique de Dorpat.
Albert.................	3	1878	»	3	»	*Wiener med. Press.*, n° 36.
Macewen...............	1	1879	»	1	»	*The Glascow Journal* 1880.
Geissel...............	1	9	»	1	»	*Deutsch med. wochens*, 1, et 7.
E. W	1	1880	»	1	»	*Chicago med. gaz.*
Totaux :	31		2	24	5	

(1) Dans les 7 cas guéris, l'opération fut faite 5 fois pour des hernies étranglées, 4 fois pour des hernies libres. Méthode de Czerny. Suture du sac au
catgut. Extirpation. Suture des piliers. Réunion par première intention. 2 cas
ont été revus guéris 2 ans, 5 cas, 1 an et 2 cas 6 mois après l'opération.

Nous avons fait rentrer tous les cas que nous avons pu réunir en cinq tableaux dont les titres indiquent assez la contenance. Ces tableaux contiennent une statstique de 161 cas.

Ce sont les deux premiers tableaux qui présentent le plus d'intérêt. Sur 78 cas il y a eu 9 décès, 13 récidives et il y aurait eu 56 guérisons, s'il fallait compter comme telles tous les cas marqués guéris dans ce tableau. Mais, malheureusement, c'est « non revus » qu'il faudrait les appeler. Il s'agit le plus souvent de malades sortis de l'hôpital aussitôt après leur guérison et qu'on n'a pu suivre.

Nous croyons donc qu'une opération qui donne de pareils résultats ne peut être conseillée que dans des cas tout à fait exceptionnels, même en tenant compte des dangers d'étranglement que courent sans cesse les porteurs de hernies volumineuses non réduites.

On ne peut cependant pas nier que, le danger étant fort diminué par les précautions antiseptiques, on ne pourrait accuser d'imprudence un chirurgien, qui tenterait cette opération pour débarrasser un malade d'une hernie volumineuse, irréductible, causant des troubles généraux graves et menaçant de s'étrangler, si auparavant il a employé tous les moyens de réduction et de soulagement. Il devra toutefois prévenir le malade du danger qu'il court, et lui dire que le bénéfice qu'il pourra retirer de l'opération ne sera peut-être que d'être en état de porter un bandage.

Les deux tableaux suivants présentent les résultats de l'opération appliquée à l'occasion de la kélotomie.

Cette seconde statistique porte sur 52 cas, il n'y a eu
que 8 morts.

Si l'on pense à la mortalité causée par l'opération de
la hernie étranglée, on est surpris de ce faible chiffre et
l'on suppose immédiatement que la cure radicale n'a
été tentée que dans des cas choisis. Nous croyons de
plus que le soin que l'on a apporté, dans ces cas à suivre exactement les règles du pansement antiseptique
n'a pas peu contribué au résultat. Les récidives ne semblent pas plus fréquentes que dans le premier cas, et
plusieurs malades ont été revus guéris assez longtemps
après. Nous pensons donc qu'après l'opération de la
hernie étranglée, on peut sans danger pour le malade,
et quelquefois à son grand avantage, tenter la cure
radicale. Dans ce cas, comme dans tous les autres on
fera porter un bandage plusieurs mois après l'opération..

Si l'on compare les tableaux entre eux en regardant
surtout la colonne des résultats définitifs, on s'aperçoit que les résultats sont à peu près les mêmes, que
l'on fasse ou non la suture des piliers. Il est donc inutile de la faire, ce qui, de l'aveu de Czerny lui-même,
complique beaucoup l'opération, sauf dans des cas
où la suture du sac ne suffirait pas à maintenir les intestins réduits.

Notre dernier tableau n'a de valeur qu'au point de
vue du nombre total d'opérations. Le manque de détails
l'empêche de pouvoir servir à la critique de la méthode.

Avant de terminer ce chapitre, nous voulons dire
un mot de deux méthodes qui ont une assez grande

analogie avec celle qui consiste à lier ou à suturer le
sac et à le réséquer. Elles sont toutes les deux employées
après la kélotomie.

La première due à M. le professeur Valette (1), de
Lyon, consiste à pincer entre les branches d'une pince
caustique les bords du sac et l'épiploon hernié. Il obtient ainsi l'occlusion complète du sac, et sa résection
avec celle de l'épiploon ; il affirme de plus que la cicatrice est dans ce cas excellente.

La deuxième méthode appartient aussi à un chirurgien de Lyon, M. Mollière (2). Elle consiste à faire l'occlusion du péritoine par une ligature élastique après la
kélotomie. M. Galland (3) a publié dans sa thèse 19 cas
dans lesquels la méthode a été employée, mais les malades n'ont pas été suivis assez longtemps. Quoi qu'il
en soit, il ne faut négliger aucun des moyens qui, après
la kélotomie, peuvent amener, ne fût-ce que d'une
façon passagère, l'oblitération du collet du sac herniaire. C'est pour cette raison que nous tenions à men-
tionner ces deux procédés.

(1) Mocquin. Th. de Montpellier. D'un moyen de prévenir la péritonite
consécutive à la kélotomie, 1855, Lyon médical, 26 décembre 1875.
(2) Lyon médical, 5 et 11 avril 1877.
(3) Thèse de Galland, 1878, de l'occlusion du péritoine par la ligature
élastique après la kélotomie.

CHAPITRE IV.

INJECTIONS PÉRI-HERNIAIRES.

Il nous reste à parler des injections péri-herniaires employées pour la cure radicale des hernies par M. le professeur Luton (de Reims) et en Allemagne par Schwalbe.

C'est en 1876, que M. Luton (1), a tenté ce procédé pour les hernies congénitales. Il s'est d'abord adressé de préférence aux hernies ombilicales comme de beaucoup les plus fréquentes et les plus accessibles à ce procédé. Puis il a essayé ces injections irritantes périphériques dans un cas de hernie inguinale congénitale chez un jeune garçon, mais avec un succès moins marqué (2).

Le principe de cette opération se manifeste clairement: on va suppléer au travail naturel de rétraction, qui, après la naissance, resserre les anneaux et canaux par où s'échappent ordinairement les hernies. Ici l'irritation doit être modérée, non suppurative surtout et telle qu'elle comprenne dans son atmosphère

___

(1) Nouvelles applications de la méthode des injections sous-cutanées à effet local. Mouvement médical, 1876, n° 47, p. 677.

(2) Cure radicale d'une hernie inguinale congénitale par les injections sous-cutanées d'eau salée (Bull. gén. de thérap, 30 décembre 1877, p. 529.

les éléments péri-herniaires dont il faut ranimer la vitalité languissante (1).

M, Luton est décidé à agir de même dans les cas de hernies communes. « Dès qu'il me sera avéré, a-t-il bien voulu m'écrire, que le bandage est impuissant dans un cas déterminé, je pratiquerai sur le trajet du canal inguinal, à diverses profondeurs, des injections d'eau salée (saturation à froid) que je préfère décidément à l'alcool, employé par Schwalbe, comme exerçant une action tonique sur place. »

En 1877, Schwalbe (2) publie 4 cas de hernies inguinales, où la cure radicale fut obtenue par des injections d'alcool au voisinage de la porte herniaire. On injectait à chaque séance (une séance par semaine) 70 0/0 d'alcool dans une ou deux seringues de Pravaz.

Le malade est couché horizontalement, les cuisses étendues, et, après réduction totale, l'aiguille de la seringue est piquée dans le tissu cellulaire sous-cutané, dans la direction de l'orifice inguinal. Après l'injection on remet le bandage. Après 18 ou 20 semaines la hernie ne sort plus dans la plus forte toux (3).

Observation I.

Homme de 26 ans. Hernie ombilicale de la grosseur d'une noix. Le 19 mai, injection d'alcool (70 0|0) au voisinage de la porte herniaire. La hernie est maintenue à l'aide d'un bandage.

(1) Les injections sous-cutanées à effet local depuis 1875, par M. le Dr Ludon (de Reims). Arch. gén. de méd., octobre 1880.

(2) La cure radicale des hernies. Centralblatt für chirurgie, 1877, p. 231.

(3) Contribution à la cure radicale des hernies. Deutsche med. Wochenschrift. 1877. n° 45 et Central für chir. 1878, p. 9.

Le 25 et le 30 mai, nouvelles injections.

Le 5 juin, la hernie ne sort plus.

Trois mois après, malgré un dur travail et l'absence de bandage, la hernie n'était pas ressortie.

OBSERVATION II.

Homme de 43 ans. Hernie de la ligne blanche de la grosseur d'une noix.

OBSERVATION III.

Homme de 43 ans. Hernie inguinale externe droite.

Dans ces deux cas, la porte herniaire s'oblitéra complètement et les malades furent radicalement guéris. Dans le premier, Schwalbe fait six injections à des intervalles de 5 à 9 jours; chaque fois il fut injecté un centimètre cube d'une solution alcoolique à 70 0/0 environ. Dans le deuxième, ces mêmes injections furent faites dix fois à des intervalles de 6 à 20 jours.

Schwalbe avait encore à ce moment, 1877, quelques autres cas en traitement. Ils suivaient également un cours favorable. Cette méthode n'a d'après lui aucun danger. Il n'a jamais vu de suppuration ni de lésion du péritoine (1).

English (2), propose pour les hernies réductibles la méthode de Schwalbe, qu'il considère comme un progrès important dans le traitement des hernies. Il pense

(1) Au congrés international des Sciences médicales (1879), M. Tilanus a dit que M. Rank, de Groningue avait eu 70 succès pour cent par la méthode de Schwalbe.

(2) De la cure radicale des hernies intestinales. Centr. für chir., 1878 p. 587, et Wiener Klinik, Bd II, 1878.

qu'elle remplit convenablement les conditions néces-
saires à la cure radicale des hernies et qu'il a très bien
exposées. Ces conditions sont les suivantes :

1° Solide adhérence de la surface interne du sac, de
telle façon que la dépression infundibuliforme qui
subsiste sur le côté interne de la porte herniaire ne se
puisse plus agrandir.

2° Impossibilité d'une propulsion ultérieure du péritoine ou voisinage de la porte herniaire, ou bien son
adhérence solide par des processus inflammatoires.

3° Fusion des enveloppes du sac et du sac oblitéré
lui-même en un cordon solide ;

4° Diminution de la porte herniaire correspondant à
la disparition des parties susdites, et fusion intime de la
porte avec les éléments qui la traversent ;

5° Rétablissement de l'élasticité normale des tissus
qui entourent la porte ;

6° Bon état de nutrition des malades, ou possibilité de
l'améliorer, prévenant le relâchement ultérieur des
tissus péri-herniaires.

Nous trouvons encore les injections péri-herniaires
employées en Amérique, par M. J. H. Warren.

Pour les tout jeunes enfants et jusqu'à 5 ans il emploie un extrait aqueux d'écorce de chêne, pour les
enfants de 5 à 15 ans, l'extrait aqueux est distillé à con-
sistance de glycérine et additionné de 10 gouttes
d'éther sulfurique pour 4 décigrammes. Pour d'anciennes hernies congénitales ou autres, il emploie le
liquide suivant :

Extrait sirupeux d'écorce de chêne. 16 gr.

Éther sulfurique. 4

Alcool absolu 4

Sulfate de morphine. . . . . 0,05 à 0,10

La seringue contient 2 grammes de ce mélange. L'aiguille à la forme d'une spirale. Elle est percée de trous sur les côtés de façon à ce que le fluide soit injecté perpendiculairement. Ce procédé détermine une inflammation locale assez vive, les parties s'accolent de façon à fermer les anneaux. Après l'opération le patient doit garder le lit une quinzaine de jours. Les parties doivent aussi être soutenues un certain temps à l'aide d'un petit bandage compressif ou d'un léger appareil herniaire. Les grandes fatigues doivent êtres évitées jusqu'à ce que les anneaux soient consolidés. Douze cas ont été rapportés : trois sont des échecs partiels, mais les autres ont été des succès (1).

Enfin, le n° 37 du *Centralblatt für Chirurgie*, contient l'observation d'un cas de hernie inguinale guérie radicalement pas des injections sous-cutanées d'alcool (2).

En réunissant tous ces cas (3), on arrive à treize ou quatorze, c'est assurément trop peu pour juger une méthode dont surtout les résultats définitifs, ont tant

(1) Philadelphia med. and surg. Rep. — London, med. Record. — J. de med. et de chir. pratiques, novembre 1880.

(2) Sawostitsky. Comptes rendus de la Soc. de chir. de Moscou (en russe) n° 1.

(3) Nous avons encore trouvé tout récemment les indications bibliographiques suivantes.

1° Nouvelle méthode de traitement des hernies par G. Heaton. Boston med. and. surg. journal, 31 mai 1878.

2° Traitement des hernies par la méthode de Heaton, près réduction injection au voisinage de l'orifice fibreux par J.-H. Davenport. Ibid., 5 juillet.

d'importance. Nous ne croyons pas que jamais ce pro-
cède soit suffisant pour guérir une hernie quelque peu
volumineuse, mais comme elle semble à peu près sans
danger, si l'on prend quelques précautions, rien n'empêche, pensons-nous, de l'employer dans les cas de
hernies qui n'ont pas de tendance à guérir par l'application d'un bandage. Il pourra dans ce cas coucourir
pour sa part à la guérison.

Nous voici arrivé au terme de notre tâche. nous ne
donnerons pas de conclusions générales, ayant cherché,
chemin faisant à donner notre appréciation sur chaque
méthode ; ce qui nous a semblé préférable. Nous ne
publierons pas non plus d'index bibliographique, ayant
mieux aimé donner tout de suite la source à laquelle
nous avons puisé. Nous n'ignorons pas que quelques
points sont demeurés obscurs. Parmi ces derniers, il
en est un que nous regrettons d'avoir laissé dans l'om-
bre. Nous voulons parler de la récidive des hernies
aprèsl'opération de l'étranglement herniaire quand il
n'est rien fait pour la cure radicale. Il serait en effet
très utile de savoir dans quelle proportion la récidive a
lieu, car si elle est très fréquente, elle n'est pas constante
autant que nous avons pu nous convaincre par les recherches que nous avons faites à ce sujet. Pour faire
une étude fructueuse de ce côté, il faudrait examiner
tous les herniaires des hospices parmi lesquels on trou-
verait assurément bon nombre d'anciens opérés , il ne
nous a pas été loisible de le faire.

Quoi qu'il en soit nous espérons, avoir réussi à faire
mieux connaître des procédés qui ne sont guère employés que par nos voisins.

TABLE DES MATIÈRES

Paris. — A. PARENT, imp. de la Faculté de Médecine, r. M.-le-Prince, 29-31.